非瘦不可

林志玲的家庭中医师教你吃饱也能瘦

陈峙嘉 著

中国轻工业出版社

图书在版编目（CIP）数据

非瘦不可 / 陈峙嘉著. —北京：中国轻工业出版社，
2019.10

ISBN 978-7-5184-2609-6

Ⅰ.①非… Ⅱ.①陈… Ⅲ.①减肥 – 基本知识
Ⅳ.①R161

中国版本图书馆 CIP 数据核字（2019）第 167397 号

责任编辑：付　佳　王芙洁　　责任终审：劳国强　　整体设计：锋尚设计
策划编辑：付　佳　王芙洁　　责任校对：吴大鹏　　责任监印：张京华

出版发行：中国轻工业出版社（北京东长安街6号，邮编：100740）
印　　刷：北京博海升彩色印刷有限公司
经　　销：各地新华书店
版　　次：2019年10月第1版第1次印刷
开　　本：710×1000　1/16　印张：12.5
字　　数：200千字
书　　号：ISBN 978-7-5184-2609-6　定价：48.00元
邮购电话：010-65241695
发行电话：010-85119835　传真：85113293
网　　址：http://www.chlip.com.cn
Email：club@chlip.com.cn
如发现图书残缺请与我社邮购联系调换
190130S2X101ZYW

不管你是什么体质，
都能瘦下来

在成为中医师之前，我是一位药师，做的是现代医药的研究，后来才学中医。从事临床快 10 年了，最擅长妇科、不孕、体质调理以及减肥。讲到减肥，我最有心得的是我用的减肥方式不需要节食，也不一定要运动，每餐只要掌握我教大家的原则，吃得饱，也能够瘦得很好！

我刚开始帮人减肥的时候，都照前辈教我的方式，绝大多数医生都是这样做的，患者不能吃淀粉，不能吃晚餐，不能喝汤，水果只能吃番茄、苹果，刚开始的时候一切都很顺利，直到有一次一个患者对我说："如果要照你说的限制那么多，那我还要不要活啊？你讲的这些网上都搜得到，我还需要来找你吗？"

这句话仿佛当头棒喝，让我认真思考了很久，找了好多资料，终于搞懂了减肥的奥妙！所以，现在患者再来找我都觉得很奇怪，明明是来减肥的，医生怎么会一直鼓励要吃饭，还会劝患者不要过量运动，减肥不就是要少吃多运动，再配合药物才会瘦吗？

雅丰唯心中医诊所院长

陈峙嘉

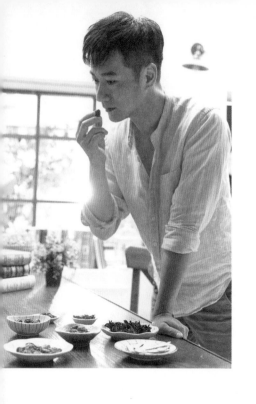

这让我回想起从药师转中医师的时候，很多人问我，中医、西医是完全不同的思考逻辑，这种本质上的矛盾要如何去跨越？刚开始接触中医时，这样的冲突的确存在，后来我体会到，虽然中医、西医有各自独立的理论基础，但是治疗的对象终究是人，我们应该以人为中心来思考，而不是孤立站在中医或是西医的一端，因此我才能够将现代医学、药学以及传统医学融合在一起，用最生活化的方式找出让身体回复到健康平衡状态的最佳方法。

关于减肥，大家都忽略了一件事，那就是体质。每个人的身体状况都不一样，怎么可能用同一种方法就能让所有的人都瘦下来？更何况现代人虚胖的多，实胖的少，虚胖的人身体已经够虚了，还不让他吃饭，还要他拼命运动，这不是折磨吗？而且，身体的保护机制一旦启动，基础代谢率就会降低，这种情况顶多维持不胖，要变瘦几乎是不可能的了，甚至会导致停经、抵抗力下降、掉头发。每天都吃不饱，结果瘦不下来还搞出一身病，是不是很心酸？

其实，不管是虚胖还是实胖，胖就是胖，胖就要找对办法瘦下来。几年前有一个患者让我印象深刻，她的先生是欧洲人，两个人生了一个可爱的混血宝宝，我的这位患者生完小孩后就想马上回到怀孕前的身材，所以坐完月子之后，每天下班就往健身房跑，很努力地健身，也不吃晚餐。她每周运动 5 天，每次至少 2 小时。就这样运动了半年，一开始效果还不错，2 个月就瘦了快 4 千克，但是后面的 4 个月，体重是一动也不动，于是找我求救。

我仔细分析了她的体质、饮食及生活习惯，发现她是因为运动过度才瘦不下来，于是我建议她先休息2周不要运动，然后再采用渐进式运动法，一定可以顺利瘦下来。没错，她的反应就和各位一样，怎么可能不运动就能瘦？说真的，那时候我的内心也不是很踏实，因为缺乏成功的案例佐证。

　　随后的几次复诊，她的体重就在一个值上下波动，一点变瘦的趋势都没有。两个月后她跟我说，要和老公回欧洲住一个月，可能没有时间运动，很担心变胖，问我怎么办。我心里一阵窃喜，心想证明这个理论的机会来了，便请她不用担心，别乱吃就好了，回来之后一定会瘦的！

　　她再次展露不可置信的表情。但是，一个月后神奇的事情发生了，她没有运动的这一个月竟然瘦了3千克！之前拼命运动了半年才瘦了4千克，现在休息一个月竟然瘦了3千克。后来她才愿意按照我建议的渐进式运动法进行运动，没多久就恢复到怀孕前的体重了。

　　我常说，减肥就像男女交往一样，一定要循序渐进、一步一步来，身心同时得到满足，就会有好的结果。像我自己一天要吃四餐，早餐、午餐、晚餐、消夜，每一餐都有淀粉，我也喜欢吃水果，平常也会吃火锅、烤肉、甜点。大家一定觉得奇怪，通常医生不是只建议吃蔬菜、水果这些健康食物吗？

　　当然不是，我也喜欢美食，绝对不会亏待自己的胃，但是我和大家不一样的地方是，我的体重已经10年没有变过了，其实重点就是掌握几个饮食原则和挑选食物的秘诀，跟着我的方法吃，就不容易变胖，还会越吃身材越好。

CONTENTS

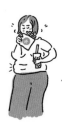

CHAPTER

1

基本观念篇

成为瘦子的第一课

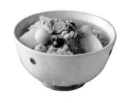

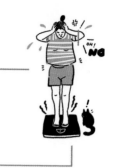

CHAPTER

2

从吃开始瘦

吃好、吃对、不挨饿才是关键

CHAPTER

3

误入歧途篇

避开陷阱，人生别再一直减肥了

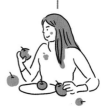

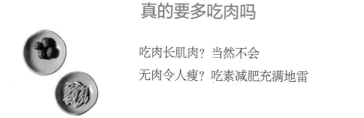

基本观念篇

成为瘦子的
第一课

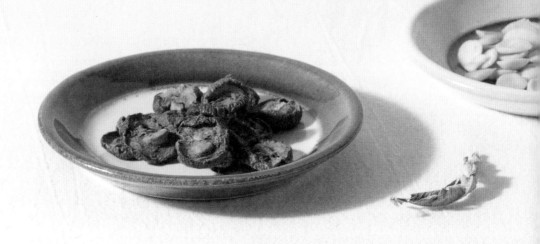

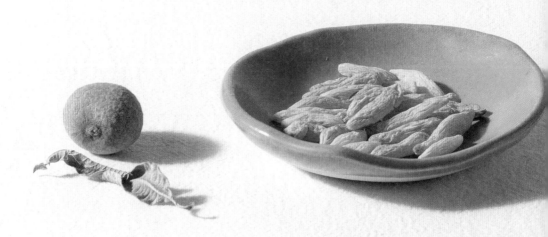

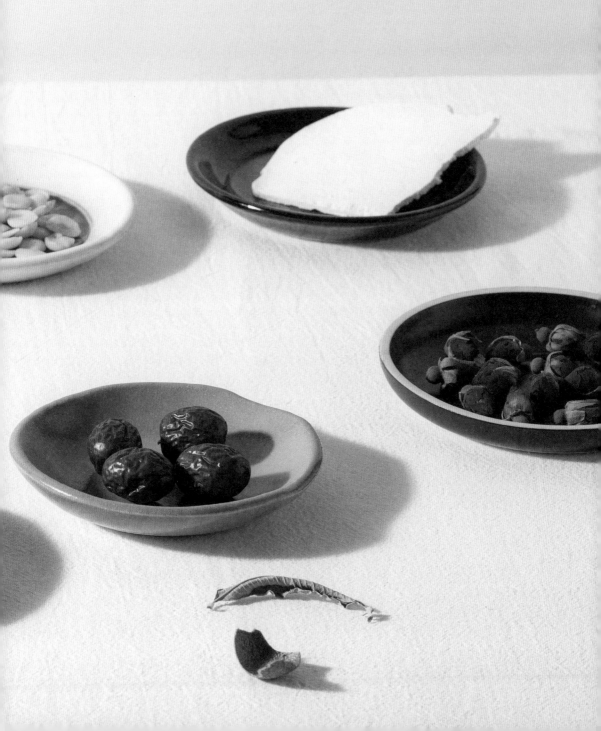

01 为什么瘦不下来
的总是你

胖有水肿、虚胖、实胖，
不知道自己胖的原因，
怎么瘦？！

许多人为了减肥，花了一堆冤枉钱，走过数不清的弯路。看到别人在减肥，就没头没脑地跟着做，如果真的变瘦了，那是瞎猫碰到死耗子——运气好，没变瘦才是理所当然，一不小心还可能会伤害身体，最后变成难瘦易胖的体质，岂不更惨！到底该怎么减肥才对呢？我认为要先从了解自己开始。

有人来我的诊所咨询减肥，一开口就问："医生，我是'水肿'还是'胖'？如果是'胖'，那属于虚胖还是实胖？"

我心里很想这么回答："然后呢？如果是虚胖，就会如释重负、感到安慰吗？胖了就是胖了，别再硬穿小一号的裤子了，请勇敢面对事实！"

你是哪种类型的"胖"

胖了就是胖了，还用分不同类型吗？其实造成胖的原因差别很大。许多人常常搞不清楚水肿、虚胖和实胖的不同，下面我就简单解释一下。

陈医生碎碎念

胖了就要想办法瘦下来

"一白遮三丑，一胖毁所有"，只要变胖，都是自己造成的，就要想办法**瘦下来**！

水肿胖

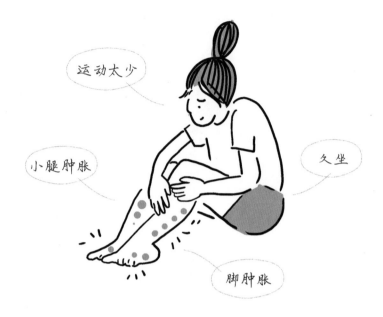

运动太少

小腿肿胀

久坐

脚肿胀

　　什么是水肿？比方说有的女性来月经之前，一到下午就会觉得小腿和脚胀胀的，鞋子突然变得很紧甚至穿不下，晚上睡觉有频尿的现象，但是隔天早上起床后，发现脚又恢复正常了。如果是这种情况，恭喜，你的体重增加是因为水肿！

　　水肿的原因很多，大部分是因为身体里面囤积太多水分没有排出去造成的，最容易发生在久站、久坐，平时不运动的人身上，或者时常吃一些重口味的食物，如高盐、高糖饮食，都会引起水肿。

虚胖

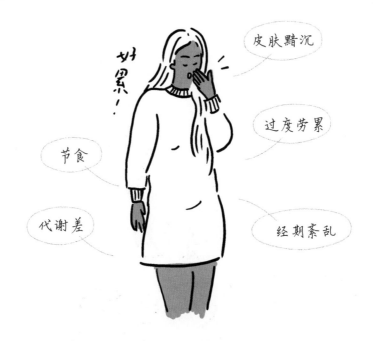

好累！

皮肤黯沉

过度劳累

节食

代谢差

经期紊乱

虚胖，就是身体变虚、代谢变差引起的肥胖。有的人三餐不规律、劳累过度，或是发现自己胖了就开始节食，然后越吃越少，连白米饭也不敢碰，结果精神体力越来越差，脸色苍白、皮肤黯沉，女性经期紊乱，男性性功能持续减弱，体重却一再增加！这种人，唉！很可怜，用最典型的瘦身方式根本瘦不下来，明明已经吃得很少了还被认为是大胃王！你说冤不冤枉？

我的门诊大概有八成以上的患者都属于这种虚胖类型。从中医理论来说，虚胖就是因为脾虚引起的肥胖，而中医所说的脾，是主管消化代谢的。

在我行医多年的经验中，发现大家的心路历程都一样：不经意变胖之后就开始节食，结果造成了脾虚，代谢变慢，然后就变得更胖；更胖以后更害怕，吃得更少，然后脾就变得更虚，甚至引起肾虚，代谢进一步变慢，整个就是一个胖到无法无天的恶性循环！这种情形就像手机快没电了，却还不赶快充电，结果手机只好自动进入省电模式，把一些不重要的功能都关闭了。所以，代谢才会越来越慢。

实胖

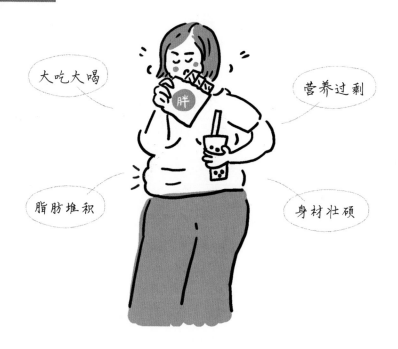

而所谓的实胖，就是身体壮硕、营养过剩造成的，如果日常工作常常需要搬重物，或是在做力量训练，那肌肉就有变大的可能，体重当然会增加。另外，大吃大喝，饮食过于精细，摄入过多高热量、高糖分、

高油脂的食物，导致脂肪堆积，体重肯定是直线上升！这种人，就是吃太多而已，没什么好值得同情的。

三大类型肥胖的应对原则

如果你已经学会如何分辨自己的肥胖类型，重点来了，接着我要告诉大家这三大类肥胖的应对原则。

水肿的人很好处理，**吃点绿豆、薏米、玉米须等**有助于利尿排水的食物，把身体多余的水分排出来，问题就能解决了。

面对**实胖**这种大食怪，只要改变一下饮食习惯，例如减少每餐的分量，不要常常大吃大喝，或是多增加一点运动量，**通过饮食和运动双管齐下来调节，就会慢慢变瘦。**

如果你是**虚胖**的可怜人，那就是我们这本书主要针对的人群了，**请务必要有耐心，把体质调好，将虚的地方补起来才有机会变瘦。**

有一句顺口溜，**"一白遮三丑，一胖毁所有"**，但是胖不是只有外观的问题而已，体重过重、脂肪过多更是损坏健康的重要因素。变胖一定有原因，想要变瘦必须对症下药，别人能成功瘦身的方法，对于你不一定适用，就算很幸运瘦下来了，如果没有把变胖的原因彻底根除，你一定会复胖！这不是开玩笑，看看周边不胜枚举的例子就知道了。

储备足够的"脾气"，才能有效代谢身体废物

刚才提到脾虚，大家可能会很好奇，中医讲的虚到底是什么意思？**虚就是身体欠缺某种东西，导致人体运作变慢，引起慢性虚弱的症状或疾病。**

打个比方，把脾当作银行，那脾气就是我们的银行存款；上班族每个月都会领薪水，时间一到公司会把钱汇进我们的银行户头，每个月我们会有各种支出，没花完的钱还可以存起来，存款够多生活才有保障，家庭状况就能越来越好。脾气就是这样的运作模式，身体越健康，脾气就越强，也就越有利于推进身体各项功能运作。

但是，偏偏大家都很喜欢虐待自己的脾，不是常常饮食不规律，有一餐没一餐的，就是饿过头了才去吃东西，一吃又吃很多；或是爱自作孽，老吃一些不健康的加工食品。这些不良的饮食行为都会伤害脾，时间久了就容易导致脾功能受损，消化、代谢的功能当然会出现问题。

脾功能不足，就容易变胖

脾一旦拉警报，就会影响食物的营养吸收，造成营养不良，人看起来就会脸色苍白，整个人有气无力的；营养就算勉强吸收了，搞不好也会送错地方，所以有些人会肚子大大的、四肢瘦瘦的，或是上半身瘦瘦的，屁股、大腿粗粗壮壮的。

营养难吸收、分布错乱还不算太麻烦，最惨的是它不帮忙排出废物了。脾把应该代谢掉的老旧废物当宝一样存留在体内，**这些恼人的垃圾，中医叫湿气，现代医学常指血脂、血尿酸等**，这些物质除了会让人变胖，还容易引起代谢性疾病，甚至是更严重的问题。

把脾养好了，自然会瘦下来

想要脾功能健全，一定要改变不良的饮食习惯，吃东西要定时定量，饮食要均衡，不可暴饮暴食。解决虚胖的方法，就是把脾养好，身体健康运作正常，人自然也就瘦下来了！

一个人是否肥胖，有一个简单的计算公式：身体质量指数BMI=体重（千克）÷身高的平方（米^2）。成年人BMI在18.5～24为正常，超过24则提示超重或肥胖。

瘦身补脾方

山药胡萝卜补脾汤

脾虚的人，喝这个汤可以补脾气。

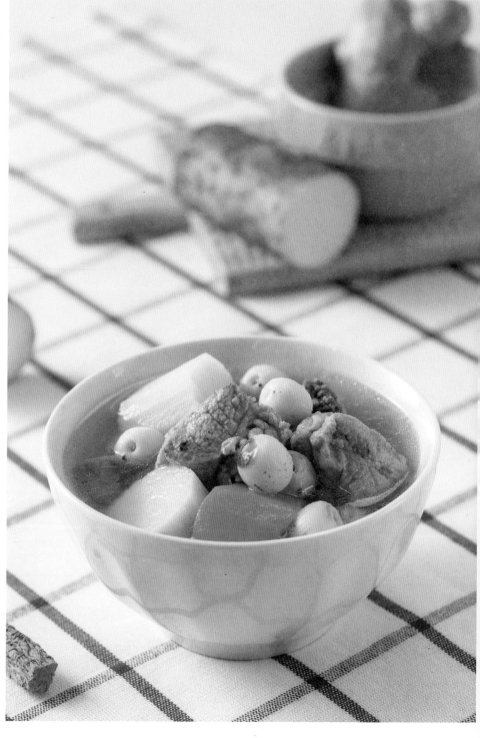

食 材

山药100克,胡萝卜50克,
排骨200克,老姜3片

药 材

党参、莲子各15克

调 料

盐少许

做 法

1. 党参放入中药包;莲子泡水;山药、胡萝卜去皮切块;排骨切块,焯烫,备用。

2. 将1的材料放入锅中,加入老姜,加水2000毫升。

3. 大火将水煮滚后,改小火继续煮约50分钟。

4. 加盐调味,即可食用。

食用方式

一周2～3次,白天喝。

党参

【性味归经】味甘,性平;归脾经(肠胃功能)、肺经(呼吸系统、皮肤)

【功　　效】补中益气,健脾益肺,和胃养血。

【注意事项】1. 气滞、肝火盛者禁用。

　　　　　　2. 邪盛而正不虚者不宜用。

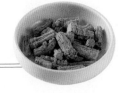

医师小语

众所周知,党参最主要的功效是补气,适合平时倦怠乏力、精神不振者服用;其亦能养血,所以也适合气血两虚的人。另可调理胃肠功能,抗溃疡,增强免疫力,为常用的传统补益药。

02 为什么节食减肥
注定失败

节食减去的多是水分，
人不可能长期挨饿，
所以复胖概率超高！

我在减肥门诊中发现，几乎每个想要变瘦的人都会尝试节食。在一般人的观念中，普遍认为想要减肥就是要先减少食量，用少吃少喝或不吃不喝的方式让身体先瘦下来，之后再想办法维持体重。但是我始终认为，节食饿肚子是一种违背人性的做法，这样的减肥方式不但无法持久，通常效果也不会太好。

坊间流传一种计算公式，就是身体只要每增加7700千卡的热量，就会增加1千克的体重，相反，每减少7700千卡的热量，就可以减重1千克。听起来很有道理，而尝试节食减肥的人多半也是抱持这种观念，认为每天减少摄取量，身上的肥肉就会越来越少。但这样的减肥计划是注定失败的，以下就让我来告诉你，为什么采取节食减肥的方式行不通。

节食减肥，减去的绝大部分是水分

首先，我们来分析一下体重这件事。大家都知道，人体的重量主要是由大脑、骨头、肌肉、脂肪、内脏、水分以及胃肠道里的东西构成的，而骨头和肌肉这两种组织是不会在一天之内突然大幅增加或是减少的，相信读者们应该都能理解。

那我们体内还有什么重量是可以快速改变的呢？没错，那就是水分和胃肠道里的东西，会随着我们的饮食与生活习惯的改变而有所增减。

举例来说，今天你吃了一碗500克的牛肉面，那体重就会增加500克；排出小便250毫升（按1毫升水约1克重计），则体重应当减少250克，很合理吧？同样的，当人开始节食，从每餐吃一碗饭变成半碗饭，或是一天三餐减为两餐，体重一定很快会下降。但请思考一下，这些消失的体重是来自哪里？

食物从嘴巴进入到变成废物排出来，大概要经过24小时，意思就是，每个人的胃肠道里面有这24小时吃下的东西，正在等着被消化、吸收、排泄。当你从平常的食量变成节食状态，这些排队的食物或是残渣变少了，再加上肚子饿，身体呈现脱水状态，体重当然会变轻。

而这些减少的体重通常在恢复正常饮食之后，马上就回来了，除非一辈子都不想恢复正常饮食，才有可能维持这样的体重。所以一个减重的方法，如果需要长期挨饿，饿到睡不着，那是无法坚持下去的，所以奉劝大家，没事不要虐待自己。

基础代谢率越高，越有机会变瘦

其实，减肥这件事说穿了，就是要想办法提高基础代谢率。基础代谢率就是，24小时躺在床上不吃不喝也不动，而能让身体维持呼吸、心跳和正常功能运作所需要的每小时单位表面积最低限度热量减去标准耗能量，其差值与标准耗能量的百分比。而基础代谢有一个简单的计算公式，只要输入年龄、身高、体重、体脂肪比例等参数之后，就可以算出自己的基础代谢。

基础代谢

静态情况下，维持生命所需的最低热量消耗值

基础代谢怎么算

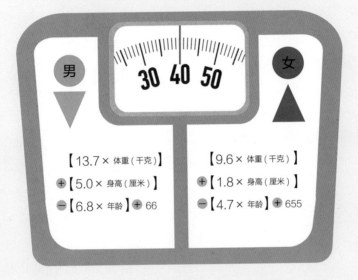

男

【13.7×体重（千克）】
+【5.0×身高（厘米）】
−【6.8×年龄】+66

女

【9.6×体重（千克）】
+【1.8×身高（厘米）】
−【4.7×年龄】+655

举例 35 岁女性，体重 60 千克，身高 165 厘米

基础代谢为: (9.6x60)+(1.8×165)−(4.7×35)+655=1363.5

换句话说，每天摄取的热量**不应低于 1363.5 千卡**

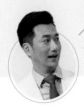

这个数据只是参考，
因为真正的基础代谢会因饮食习惯和
健康状况有所不同。

当然，这个数值只是参考，因为实际上真正的基础代谢会因个人的饮食生活习惯以及身体的健康状况而有所不同。例如，做有氧运动的人，其基础代谢率会比没有运动的人要高；体弱多病的人，其基础代谢率比身强体壮的人低。基础代谢率越高的人越有机会变瘦，因为只要消耗量大于摄取量，就可以瘦下来。

话又说回来，人体的奥妙并不是像数学加减乘除这么简单，人类的生命力虽然不像蟑螂一样坚强，但也是经历数百万年的适应和演化，才发展出今日的运作能力与调适能力。这套模式会随着外在环境和饮食生活习惯的改变而做出相应的调整。举例来说，当从平地移居高山时，因为空气变得稀薄，氧气量减少，身体就会制造更多的血红蛋白提高携氧量，让人能够在高海拔的环境下生存下来。

人体这种强大的自我调适能力，也是让节食无法变瘦的主要原因。假设某人平常一天吃三餐，突然有一天开始变成只吃两餐，在活动量不变的情况下，身体会慢慢调整运作模式，把一些不重要的功能关掉，同时把基础代谢率调低，来适应新的饮食习惯。

好消息是身体适应新的变化，至少得花2周时间，在完成调整之前，消耗量的确是比摄取量高，所以这段时间是有机会变瘦的，一旦身体适应了，摄取量与消耗量的差距消失之后，就不会再减重了。如果还想继续瘦怎么办？那就改成一天只吃一餐，再从吃一餐变成什么都不吃。很明显，这是完全不可行的方法。

节食和运动同时进行就能瘦吗

我之前有个患者很聪明，听我这样解释之后，就将单纯节食改为节食加运动。于是他把晚餐停掉，然后利用晚餐时间去健身房跑步、做力量训练，2个月后他回来复诊，我问他成效如何，他很气馁地跟我说："不提也罢！只有第一周瘦了1千克，接下来的几周体重一动也不动。为什么会这样呢？"

这个问题很有趣，我前面说过，人类是经过漫长的演化生存下来的，这些进化的过程会记忆在我们的身体里面。回想一下，上古时代的人是住在山洞里的，肚子饿了就得到外面打猎抓野兽来吃，吃饱后就变成猎物，需要躲避野兽的追逐而奔跑，这一跑不知道要跑多久，跑到饿坏了也不敢停下来，因为怕连命都丢了。

当时的日常生活总是处于饥饿感和大量的运动交替中，这种状态是不是和我这位患者很像？因为常常饿肚子，但每天的活动量又很大，这时就唤醒了身体在原始时代的记忆，于是开始启动保护机制，把吸收率调高、基础代谢率降低，让身体保留最大的热能，所以体重才会静悄悄的，怎么都瘦不下来。

节食能减去的体重有限，而且瘦得不健康

美国哈佛大学有一位营养学博士，他发现传统的减肥方式很容易遇

到瓶颈，因而提出了"设定点理论"。即身体会依照目前的饮食生活状态设定出一个目标体重，这个目标体重就叫设定点。

如果生活作息各方面越稳定、越规律，设定点就越固定；相反的，日常习惯越不规律，有时候早睡、有时候晚睡，有时吃得多、有时又吃太少，或是运动视心情而定，高兴就去、不高兴就不去，让身体一直处于一个不稳定的状态，那体重就会变来变去。

以我自己为例，以前还在念书的时候，每天都会吃三餐，量也差不多，固定晚上10点睡觉，早上6点起床，平时也不怎么运动，体重一直维持在63千克左右。开始工作之后，因为下班比较晚，一天变成吃四餐，晚上睡觉时间变成凌晨1点，早上8点起床，一样没有运动习惯。因为饮食和作息都改变了，身体判断这样的改变应该要变胖，因此我的设定点就被设定在65千克，之后体重就从63千克慢慢变成65千克，达到目标体重之后就一直维持到现在。

所以用节食方式来减重，身体会感受到这种变化，一样会把设定点调低，但是达到目标体重之后就会停止，不会永无止境地让体重减轻。如果想要让身体不断地去调低设定点，就只能持续减少食量，从三餐变成两餐再变成一餐，总不能整天都不进食，因此饮食习惯若维持在每天一餐，身体终究会有一个新的设定点，当一切都平衡了，体重就不会再往下降了。因此利用节食减重，真的不是一个好方法。

总而言之，节食会瘦，但是有限，就算瘦下来了也不健康，一旦恢复饮食，很快就会复胖。绝大多数人不可能一辈子少吃，这对生理跟心

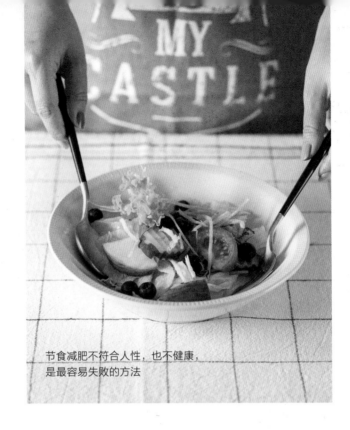

节食减肥不符合人性，也不健康，
是最容易失败的方法

理都是莫大的折磨。厘清这个观念之后，**最好的减肥方式还是吃饱也能瘦**。具体该怎么做，要注意哪些事项，这本书里都会告诉你。

一直减肥不累吗？

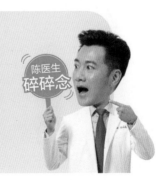

陈医生
碎碎念

减肥不是在比谁瘦得快，而是怎样可以不复胖！还在追求快速减肥的朋友，你算过这是你第几次减肥吗？这次减得下来，下次呢？下下次呢？**你不累吗？**

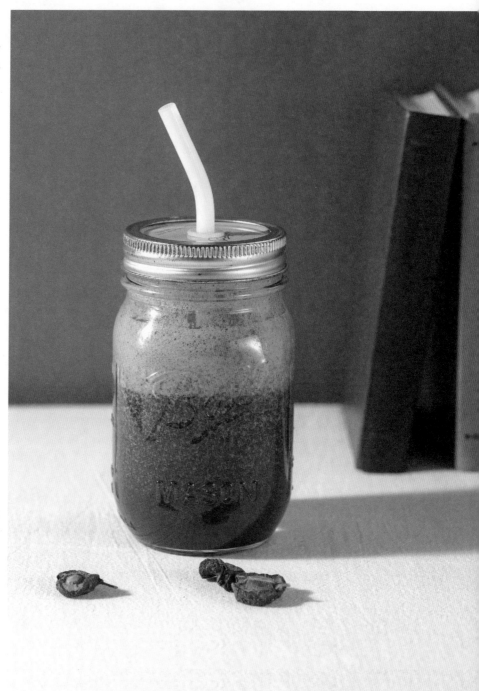

木耳山楂饮

『外食族』的饮食精致又油腻，推荐下午茶时间喝杯木耳山楂饮，帮身体去油解腻，又可以滋阴降火、养颜美容。

食 材

水发木耳 500 克，乌梅 5 颗

药 材

洛神花 15 克，山楂、决明子、荷叶各 10 克

调 料

蜂蜜适量

做 法

1. 木耳洗净、去蒂；其他材料洗净，放入纱布袋中。

2. 将木耳及纱布袋放进锅中，加水 2000 毫升。

3. 大火煮滚后改小火继续煮约 30 分钟。

4. 将纱布袋捞出，把煮过的整锅材料以及水倒入果汁机中打碎。

5. 将打碎后的成品倒回锅中，继续煮 15 ~ 20 分钟。

6. 放凉后，依个人喜好加入蜂蜜调味即可。

山楂

【性味归经】味甘、酸，性微温；归脾经、胃经、肝经。

【功　　效】健脾开胃，消食化滞，活血化痰，行气散瘀。

【注意事项】1. 孕妇要少吃，儿童不宜多吃。

　　　　　　2. 胃酸过多者、脾胃虚弱者少吃。

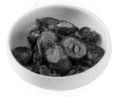

医师小语

山楂是很好的"开胃药"，对食欲不振、消化不良有极佳的效果。尤其是吃得太饱、太油腻且感觉不舒服时，可以借助它来帮助脂肪类食物的消化，去油解腻，所以在消脂类茶饮中常见此味。另外，山楂还有调节血压、防衰老等作用。

03 为什么认真运动也不会瘦

运动有诀窍，做得多不一定瘦，渐进式运动才有效！

前一阵子，我的减肥门诊来了一位让我印象非常深刻的患者，一位50岁左右的女性，外观看起来是个雍容华贵的妇人，一坐下来便滔滔不绝地跟我说："医生啊，麻烦给我开最强的减肥特效药，这一次我就不信瘦不下来，我不只找你帮忙，还特意请专业健身教练，每天安排3小时的课程。我是真的下定决心，要逼自己每天去运动了，医生你一定要帮帮我啊！"

听到这里，我的内心就传出："这位女士，你的减肥计划一定不会成功的！"

根据我的经验，像这种想靠疯狂运动来减肥的人，用如此极端的方法，又抱着"必死"决心，最后她的瘦身之路一定会踢到铁板，而且她这样做不但瘦不下来，还有可能因为运动过度起反效果，让自己变得比以前更胖！说到这里，你一定觉得奇怪，大家不是都说想要瘦下来就得多运动吗？

各位朋友你们想想看，这几年有没有发觉运动健身日趋盛行，好像只要走进健身房，身体就会变健康，尤其是每个城市都在疯狂举办马拉松路跑活动。我想你身边应该也有很多朋友开始沉迷于跑步这件事了吧？

但是，回过头看看这些积极运动的人，他们的体重减轻了吗？好像没有对不对？其实想靠运动变瘦，是要掌握正确方法的。下面我就告诉大家，要怎么运动才会瘦。

怎么运动都瘦不了的原因

我们先来说说，为何现代人无论怎样运动都不容易变瘦，根据我的长期观察，发现有两大问题：

原因 1　动静失衡

什么叫动静失衡呢？比方说一个在日常生活中不太喜欢活动的人，待在家里是哪里能躺就躺，很少见他站着；吃饱饭后整个人就像一团肉球般，窝在沙发上追剧、刷手机，出门无论远近都要开车。这些人一到假日，又开始追求健康，于是就跟着朋友爬山、跑步或打球，突然之间，运动量比平常剧增，结果可想而知。

下场当然惨不忍睹。因为人体是有自我保护机制的，当平常安逸的身体突然大量运动时，会启动保护机制储存热能。这一套完美的生存设计反而会调慢代谢，身体当然不会瘦！

原因 2　自不量力

我发现大家都很喜欢盲目跟风，似乎没有跟别人做一样的事情，就会落伍变成社会边缘人。所以看到有人跑步自己也跑起来，有人去健身房则立即报名加入，完全不想想别人是否已有运动基础，才有现在的程度。

现在很多人都有一些奇怪的观念，认为精神不好、极度劳累的时候，就应该去运动一下，以为这样可以增强体力、提振精神。其实，从中医角度来看，虽然运动可以让身体的气血循环变好，**但是体虚的人并不适合做剧烈运动**，因为这样会让身体的气血消耗过度，不但补不到气，没办法增强体力，还会越运动越虚，身体越虚代谢就会越慢，离瘦的目标自然更远。

看到这里，你可以想想自己是那种动静失衡又自不量力的人吗？那么究竟怎样运动才会瘦呢？你需要知道，正确的观念能帮你上天堂，错误的认知只会害你住病房。

好了，现在就来看看正确的观念是什么。

简单又轻松的消脂方法：用 45 分钟走 4.5 千米

你知道当食物吃进肚子以后，是如何在身体里产生我们所需的热量？又会在什么情况下堆积起来吗？

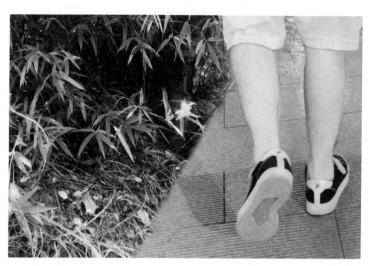

快走是轻松又有效的运动

食物到达胃肠后，一开始会被消化分解成葡萄糖，释放到血液里面，就叫血糖。血糖是我们身体活动时最直接的热量来源，但是如果血糖上升太快太高，体内就会自动分泌胰岛素把血糖降下来，然后血糖就会转变成肝糖原暂时储存在肝脏以及肌肉中。这个肝糖原就是提供我们平常活动所需要的库存能量，如果肝糖原太多没用完，就会转变成脂肪储存起来。

当我们运动的时候，主要的热量来源是葡萄糖和肝糖原，肝糖原用完了才会开始燃烧脂肪。但是毕竟我们的运动时间有限，就算一天运动8小时，还有16个小时没有在运动，因此，怎么样让身体在不运动的状态下仍然能维持比较高的基础代谢率，来帮助消耗脂肪呢？

有一种运动大家一定都听过，那就是有氧运动，重点不是有没有去健身房，也不是有没有流一身汗，重点在于有没有让心跳数升高到每分钟120下以上，连续维持30分钟以上，达到这两个标准才算是有效的有氧运动。**最简单、轻松、愉快、不用花钱的方式，就是以时速6千米的速度快走45分钟，差不多是4.5千米的距离，通常就可以达到有氧运动的效果了。**

问题来了，很多人每天都在快走、跑步，运动员的运动量和运动时间更长，他们也没有一直瘦。大家一定也有这样的疑问，但你知道吗？人都有自我调节机制，某种变化持续一段时间，身体也会习惯，古话说"入芝兰之室，久而不闻其香"，所以如果每天的运动量都是固定的，那基础代谢速率就会慢慢趋于稳定，身体的摄取和代谢平衡了，体重就不会上下波动了。

换句话说，运动量有改变，体重才会跟着变，尽量不要让身体处于安逸状态，需不断去破坏身体平衡，适时调整运动量，才能提高代谢率。

渐进式运动法：每2周调整一次运动量

如果你平常没有运动习惯，我建议采取渐进式的运动法，从一周运动1天开始，两周后改成运动2天；以每2周为单位，逐次增加，直到将运动量调整为每周运动3～4天，就不要再增加了。接下来可以有2周的休息时间，这两周不要去运动，好好的养精蓄锐，顺便也让身体以为你不会再运动了。

2周过后，再从一周运动1天开始，这样运动量就一直处于变动的状态，身体为了要应对此种变化，会维持高代谢的状况，体重才有机会慢慢减下去。

不用太刻意，随时随地都能动

不管是不是为了瘦身而运动，只要愿意动，绝对是好事，就算不瘦也健康。但如果是为了瘦身而运动，那就一定要讲求方法，只要做到以上几大原则，很容易就可以提高基础代谢率，达到瘦身的目的。

但是运动的效果短时间之内是看不出来的，重点是持之以恒，所以运动不要太刻意，能够融入生活是最好的。

比如，坐公交车的时候可以站着，随着车子的晃动训练核心肌群；或是提早1～2站下车，再步行到目的地，也是很好的运动方式。

如果真心想要运动瘦身，那请现在、立刻站起来，走出去，你一定也可以越运动越瘦。

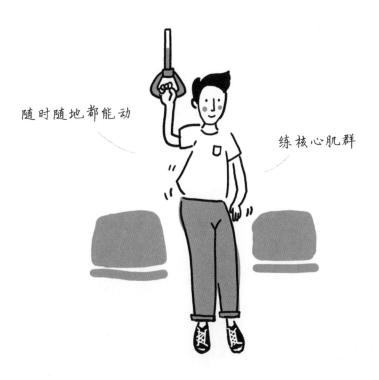

随时随地都能动

练核心肌群

养生补气方

人参枸杞红枣茶

气足了，运动效果才会好，所以平常可以多喝点补气的茶饮。

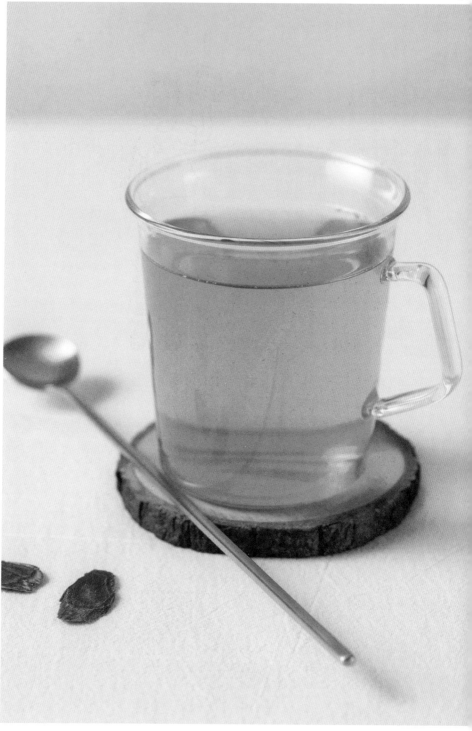

药 材

人参、枸杞子各 10
克，红枣 5 颗

做 法

1. 将所有药材放入纱布袋中。

2. 把纱布袋放进锅中，加水 1000 毫升。

3. 大火煮滚后改小火继续煮约 15 分钟，即可
   饮用。

食用方式

白天喝一杯，约 350 毫升。

注意事项

感冒期间不要喝，以免延缓病程。

人参

【性味归经】味甘、微苦，性微温；归心经、肺经、脾经。

【功　　效】大补元气，补脾益肺，生津，益智安神。

【注意事项】过度虚弱者，感冒、感染者，女性经期，血压
　　　　　　偏高者，腹泻者等不宜服用。

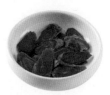

医师小语

人参自古即有"药王"之称，具有补元气、抗疲劳等各种功效。其所含有的营养成分会
因生长环境和用药方式不同而有所差异，所以在使用时，必须先了解自己的体质再选择
正确的参种。

04 体重下降就等于减肥成功吗

减肥要减的是肥腻腻的脂肪，而不是简单的体重下降，减脂增肌才是关键！

我的减肥门诊中曾经有一位30岁左右的女性患者，本来身材纤细，但大学毕业后体重直线上升，怎么都瘦不下来。她的减肥计划中，除了找我帮着调理体质，还加上健身教练的魔鬼课程，双管齐下，按理说应该会瘦得才对。

但是2个月过去了，她的体重跟体脂肪不但没什么改变，外观还练成了"金刚芭比"。虎背熊腰的感觉让她觉得很烦恼！为什么会这样呢？

减"重"和减"肥"是完全不同的概念

先来厘清一个概念，减"重"和减"肥"其实是不一样的两件事情！很多减肥的人站在体重秤上，看到数字降了就很开心，如果数字上升就会难过好几天，这些人把数字当作减肥是否成功的唯一指标。

其实体重秤的数字不能代表一切，因为减重跟减肥是两个不同的概念。减重，顾名思义就是减轻体重，在意的是体重斤数有没有减少。但是大家别忘了，**身体里那一堆油腻腻的脂肪才是瘦身的敌人，是危害健康的元凶**，所以应该消灭囤积在身体里的脂肪才对，而不是只关心减掉体重。

另外，很多人可能都无法分辨自己使用的瘦身方式，到底是减掉了脂肪，还是因水分流失而暂时减了一点体重。就像有些人去桑拿房汗

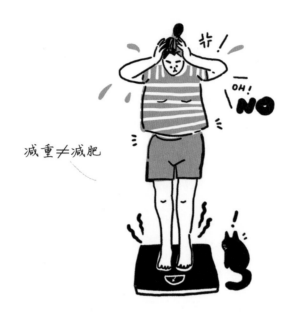

减重≠减肥

蒸，出来时体重马上少了1~2千克，以为汗蒸可以燃烧脂肪，立即进去接着蒸，结果人都快虚脱了才愿意出来。

因此，每次听到有人说汗蒸有减肥的神奇功效，我都觉得好笑，只不过是流了一身汗，把水分排出体外造成的"减重"假象而已，喝点水马上就弹回来了，跟脂肪一点关系也没有。

也有人说，减肥一定要锻炼肌肉，肌肉越多代谢就越快，但是女孩们可就不开心了，浑身肌肉会不会看起来很奇怪？那如何和肌肉成为好朋友，让它不仅能帮我们减重，还能帮我们减掉脂肪维持好身材呢？

肌肉越多代谢越快，减肥就是要"减脂增肌"

你一定听过这些传言："每千克肌肉每天可燃烧100千卡热量""走××个小时所消耗的热量，就有办法瘦1千克"……从今天开始，请先忘了它们，我要再次强调，人体的代谢速率不是数学公式，简单用加减乘除就可以计算出来的，它涉及身体各功能和激素之间的交互作用。从中医角度来说，代谢快慢和五脏六腑的气血盛衰有关系。

要知道，肌肉纤维本身并不会为新陈代谢带来大幅度的变动，而且肌力训练燃烧的热量并不比有氧运动多，但好消息是，身体为了合成以及保持新生的肌肉组织，必须提供热量去修补受损的地方，这对整体的新陈代谢系统有重要的影响，也就是在休息的过程中还会持续消耗热量。曾经有研究显示，力量训练可提升体内热量代谢能力，时间长达39小时，因此拥有越多的肌肉，身体就越能有效运用饮食中的营养，而不是把它们通过脂肪的形式堆积起来。

不要一听完上面的说法，就放弃做有氧运动，然后拼命去练肌肉。减肥的过程会有几个阶段，刚开始是感觉皮下有一层厚厚的脂肪包在肌肉的外围，所以人看起来是圆滚滚的，这时不管怎么锻炼，基本上外观还是原样；等瘦到一定程度，皮下脂肪减少了，肌肉的线条就会开始显现，这个时候再加把劲，男人想要的人鱼线、女人梦寐以求的马甲线，就会跑出来。其实减肥就是要"减脂增肌"，即减少脂肪、增加肌肉，但是随着减重的不同时期，减少脂肪和增加肌肉的比例会有所不同。

第一阶段：开始减重时，要以减脂为主

在刚开始减重的时候，因为体脂肪还很多，肌肉量和肌肉强度是比较弱的，所以要先减脂。如果一开始就用高强度的力量训练来锻炼肌肉，不但没有效果，还有可能留下一个"运动好累"或"运动对我没效"的错误印象，因此这个时期要以有氧运动为主，搭配轻度的力量训练。

如果你本来就没有运动习惯，**针对没有运动习惯的你，我建议先从一周运动1~2天开始**，请尝试快走、慢跑、有氧舞蹈、瑜伽、骑脚踏车等有氧运动，**记得心跳每分钟要达到120下，且连续运动30分钟才能达到有氧运动的效果。**

等到适应这样的运动周期和运动量之后，再慢慢增加到每周运动3~4天，如果能用我教大家的"渐进式运动法"改变运动量来避免身体适应，消灭脂肪的效果会更好。另外，**每周再进行一次轻度力量训练。**利用自身的体重做徒手训练，或者是用健身器材的最低负重皆可，让身体稍微超过原来的负载，肌肉量就会慢慢增加。

俗话说，万事开头难，刚开始减重的时期是最难熬的，除了要改掉不良的饮食习惯，从事平常不喜欢的运动之外，更让人气馁的是，运动后也看不到立竿见影的成果，**因为在皮下脂肪变薄之前，肌肉线条是不会显露出来的。**还有可能会像生气的绿巨人浩克一样，看起来更粗壮，不少人因此半途而废，而肌肉会突然变大，也只是训练过后的暂时充血而已，休息几天就消掉了。

第二阶段：脂肪变薄、体重变轻后，减脂与增肌并进

　　如果能撑过减重初期的种种考验，几个月之后一定可以感受到，皮下脂肪渐渐变薄、体重开始变轻了。**等到体脂肪或是体重降低的目标完成30%之后，除了要持续减脂之外，还要开始增强肌肉，所以要将力量训练的天数增加为一周2天，同时开始增加训练时的负重，而有氧运动的部分维持原来的频率跟量就好。**这么做的好处是可以持续提高基础代谢率，燃烧体脂肪，同时加强肌肉的锻炼。不过有一点要特别注意，就是未来的体形。如果希望自己是肌肉很大块的强壮型，那力量训练的天数可以再增加，负重也要持续加强；倘若只想变瘦，维持好体态，同时增加点肌肉维持代谢率，建议力量训练要适可而止，看到肌肉线条出来就好。

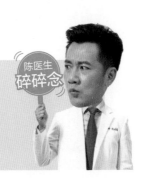

陈医生
碎碎念

不乱吃、不乱动，很难吗？

　　该吃就吃，不要不当节食，吃饭、喝水、有氧运动，这就是当瘦子的秘密！

第三阶段：打造一个不易胖的体质

等到体脂肪或是体重目标完成80%～90%之后，体态、肌肉量、代谢率和运动习惯都已经变得非常美好，这时候就要开始守成，打造一个不易胖的体质。可以着手减少有氧运动的量到每周1～2天，同时每周至少要有1次力量训练，以维持代谢率和肌肉量。千万不能完全不运动，如果代谢率一下子降太多，就会复胖。

注意！蛋白质切勿摄取过量

最后，有一件事一定要再三叮咛。很多人想要练出肌肉，便开始吃高蛋白食物（如鸡胸肉），或是喝高蛋白饮品，不管有没有运动，想喝就喝。大家一定要有一个概念，不是只有吃太多脂肪才会变胖，即使是摄入蛋白质和碳水化合物，只要超过身体所需的量，无法代谢掉，都会变成脂肪储存起来。

有些人更夸张，其他食物都不吃，只吃蛋白质食物。这种营养不均衡的饮食习惯对身体健康非常不利，**因此在减脂增肌的减肥过程中，建议饮食还是要均衡，可以多增加一点蛋白质的摄取量，但是碳水化合物、膳食纤维一样都不能少。**

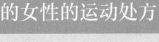

给瘦不下来的女性的运动处方

阶段 1

减脂为主

每周 1～2 次
有氧运动
快走、慢跑、
瑜伽、骑自行车
【注意】心跳每分钟要达到
120 下,且连续运动30分钟。

每周 1 次
轻度力量训练
利用自身体重做
徒手训练

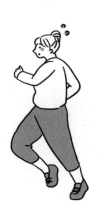

阶段 2

减脂增肌

每周 2～3 次
有氧运动
快走、慢跑、
瑜伽、骑自行车
【注意】心跳每分钟要达到
120 下,且连续运动30分钟。

每周 2～3 次
轻度力量训练
比第一阶段增加
负重的训练
【注意】肌肉线条出来后,就
不要再增加力量训练了!

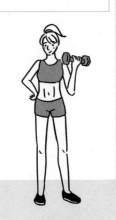

阶段 3

打造一个不易胖的体质

每周 1～2 次
有氧运动
快走、慢跑、
瑜伽、骑自行车

每周至少 1 次
力量训练
维持代谢率
和肌肉量
【注意】千万不能完全不运动,
如果代谢率一下子降太多,就
会复胖!

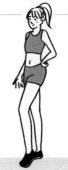

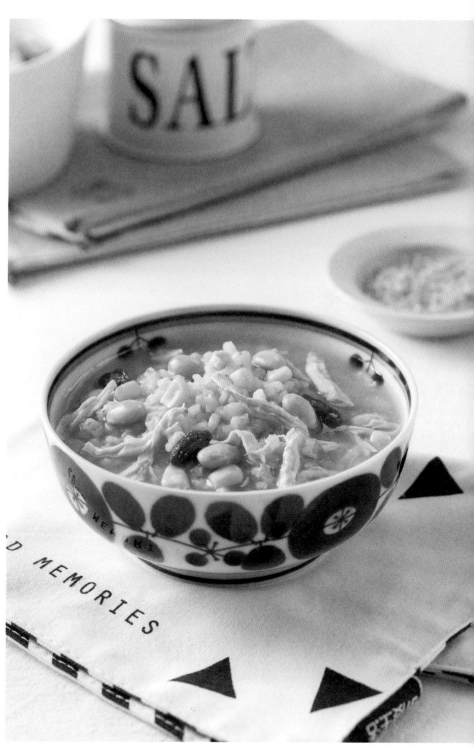

增肌糙米粥

运动后取代正餐食用。

食 材

糙米、玉米粒各 100 克，
毛豆仁 50 克，鸡胸肉
150 克

药 材

黄芪、炒白芍各 10 克，
枸杞子 15 克，炙甘草
5 克

调 料

盐少许

做 法

1. 糙米洗净、泡水；鸡胸肉切块；黄芪、炒白芍、炙甘草放入纱布袋中，备用。

2. 将纱布袋及枸杞子放进锅中，加水 2000 毫升，先用大火煮滚，转小火后继续煮 15 分钟，将纱布袋捞起。

3. 将鸡胸肉烫熟，用手撕成细丝。

4. 将糙米、鸡胸肉、玉米粒、毛豆仁放入步骤 2 的锅中，煮约 45 分钟，直到糙米及毛豆仁变软。

5. 加盐调味，即可食用。

！ 注意事项

1. 素食者可以把鸡胸肉换成黄豆、香菇或是其他蔬菜。
2. 如果糙米不容易煮软，可以把泡水的时间拉长，也可以在煮之前，先放到果汁机稍微打碎。

白芍

【性味归经】味苦、酸、甘，性微寒；归肝经、脾经。

【功　　效】养血调经，平肝止痛，敛阴止汗。

【注意事项】1. 因有镇静功效，婴幼儿及老年人不宜长期或过量服用及单独大量使用。

　　　　　　2. 虚寒腹痛泄泻者慎服。

医师小语

在中药材里，白芍虽然不是主角，但在健脾、养血、调经理气等方剂里，都可看到它。现代医学研究发现，其有四大作用，一是心血管方面，可扩张冠状动脉、降血压；二是保护肝脏，减少毒素干扰；三是可解痉，抑制肌肉收缩；四是镇痛，缓解各种疼痛。

05 体重反弹是因为 "没毅力"吗

有可能是你的方法太极端、太不符合人性，所以撑不下去！

"瘦美"，是现代人的审美标准，因此"减肥"几乎已经成为全民口号，每个人都希望找到快速有效的瘦身捷径，所以只要听到某人在一个月内就瘦了好几斤时，立马追问方法是什么，如法炮制，想赶快瘦下来。

先不说同样的方法套在自己身上会不会有相同的效果，要知道，用错误的方法来快速减重，会产生很多不良后果。最常见的有免疫力降低、内分泌紊乱等，如果你觉得只要减肥成功，这些都可以忽略，那容我再说一个最可怕的后遗症，就是复胖！复胖就是好不容易瘦了几斤，本来以为胜券在握，体重却开始反弹，甚至比以前还胖。这真是惨绝人寰的悲剧啊！

到底是什么原因造成体重反弹呢？现在就让我为大家分析一下前因后果。

不当的减肥方式，会使体重产生"溜溜球效应"

很多快速减重成功的人，都会面临一个叫"溜溜球效应"的问题，就是千辛万苦才减下来的体重，维持没多久却又开始反弹回升，甚至比原来的体重还要重，然后增大减肥力度，于是体重下降到某个程度以后又弹回来，这种不断减肥不断反弹复胖的情形就称为"溜溜球效应"。

这种情况通常都是因为用了极端的减重方法，如过度节食，过度运动。使用这些方法的人刚开始一定会超开心，因为体重会瞬间下滑，这时候内心想必是充满了成就感。

随着时间的推移，身体有可能开始出现一些不适症状，同时体重也会进入停滞期，这时候就容易焦虑、沮丧，害怕减肥失败，于是四处打听更厉害、更极端的减肥方式，尝试后却毫无成效。

看着体重秤上的数字一直不降，甚至是往上升，就崩溃了，接着进入一段自暴自弃的堕落期，开始肆无忌惮地大吃大喝，弥补之前因为认真节食所造成身心灵上的"创伤"。等到体重和斗志再度回升的时候，又握紧双拳，决定重新挑战，于是又进入下一轮减肥与复胖的恶性循环。这样的轮回是不是很熟悉、很可怕？

为什么不当的减肥方式会产生溜溜球效应呢？因为当每天摄取的热量低于维持生命所需基础代谢的时候，身体会开始脱水，接着消耗肌肉和脂肪，这时体重确实会下降。但是人体为了保护自己，就会降低代谢率，因此进入减重的停滞期。

一旦恢复正常饮食，身体的吸收率会变得特别高，脂肪当然增加得很快，由于代谢率下降，复胖在所难免；**更可怕的是，只要体重开始出现反弹，就会一次比一次更难瘦下来，变成难瘦易胖体质，身体会越来越虚，体内脂肪量也越来越高。**

如何避免落入"溜溜球效应"的恶性循环

1　不要随意开始新的方式

在还没有认清上一次减重为什么会失败之前,不要轻易开始新的减肥方式。走老路是到不了新地方的,请回想上次减重瘦下来的原因,也要想想为什么会放弃,失败的原因是什么?不要随便把体重反弹归咎于"没毅力",其实撑不下去的主因很有可能是方法太过激、太不符合人性!

2　不要一下子做太多的改变

不能长期坚持的减肥方式,就先不要开展。例如本来天天吃甜食,马上变成完全不吃,而且还强迫自己每天运动,相信我,2周后你就会自动投降。我建议可以先慢慢减少吃甜食的次数,从一周7次降到一周3~4次,让身体适应了再继续减半,这样才能维持长久。

没有运动习惯的人,也要遵行同样的道理。先从每周运动1天开始,再慢慢增加到2~3天,然后循序渐进地增加训练。之前说过的渐进式运动法就是如此,都是为了让身体逐渐适应吸收与消耗的频率,然后取得一个减重的平衡点。

3　要设定合理的减重速度

千万不要好高骛远,想一周就瘦3~5千克。每周减重0.5千克是最安全的速度,如果是曾经追求快速减重、却多次反弹的减重常客,我建议要放慢脚步,成功的减重不是比谁瘦得快,而是要瘦得持久又不复胖,这才是终极目标。

4 营造"一起变瘦"的环境

想要成功减肥，就要创造一个有助于变瘦的环境。如果身边的亲朋好友都是喜欢大吃大喝的人，我想你也很难坚持不"同流合污"吧；相反，如果周遭都是对饮食很节制、喜欢健身的人，这样的环境自然更有助于你的减肥大业。

想瘦得好，就要把健康的生活方式放在第一位，同时分享给家人、朋友或同事伙伴，这一点很重要，不要只在意体重的数字。并没有叫你拒绝朋友的邀约或聚会，而是要懂得养成良好的习惯，例如今天吃完大餐，后面几天就要调整饮食，少吃多动。当朋友、家人看到你成功瘦下来，也会受到影响而学习效法。

借口永远是减肥的大敌

很多人一直陷在溜溜球效应中，瘦了又胖，胖了又想尽办法让自己瘦下来，体重就这样上上下下不断摆荡，减肥似乎成了一辈子的功课，因为永远没有达成目标的一天。或许你会把责任推给体质；或是找其他借口来证明自己没有失败，例如工作太忙了，没时间运动，或者天气这么冷，怎么能不吃火锅……

我认同体质的确是导致肥胖的原因之一，但是会有这样的体质是谁造成的呢？还不是自己？减重的时候只会看数字，也不好好想想减掉的到底是水分、肌肉，还是脂肪。过分要求减重速度，只看结果不考虑后果的下场就是，溜溜球效应的概率大幅增加。

靠减肥药、代餐包减重，
效果不持久，也易有副作用

靠饮食和运动减肥确实辛苦，很多人开始寻求外力的支援，例如吃减肥药、代餐包或营养品，但我不鼓励。因为不可能一辈子持续这种不正常饮食，而且减肥药通常有副作用，吃太多既伤身体，又容易衍生其他问题。代餐包或是营养品也无法取代正餐，长期食用会导致营养不良、内分泌失调等后遗症。与其寻求外援，不如好好检视自己的生活习惯。

如果你的体重已经像溜溜球一样，上上下下好几次了，到底该怎么办呢？请问自己，过去减肥的方式是不是太极端了？设定的减重目标是不是太夸张了？还要彻底检讨肥胖的原因，把它从生活中排除，否则就永远不可能减肥成功，达到想要的完美体态。

"灸"一下，可以突破减肥的停滞期？

在门诊中，经常有人觊觎埋线和针灸的神效，到底有没有效呢？

针灸跟埋线虽然可以帮助减肥，还可以局部塑形，让曲线更加漂亮，但平常也要吃饱睡好多运动，千万别什么都不做就想减肥！

如果可以乖乖跟医师合作，让医师帮忙调理好体质，这样才能瘦得更健康。

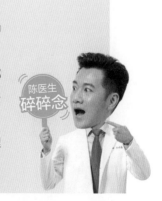

陈医生
碎碎念

瘦身养心方

加味四神汤

可以补脾、排水，避免减肥后的反弹。

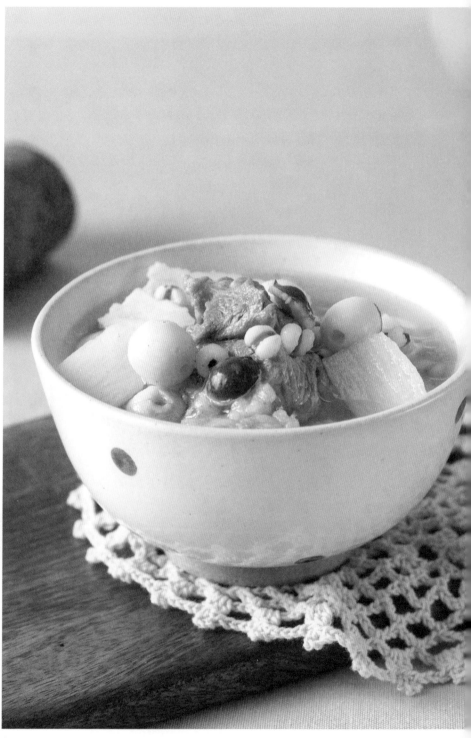

食材

排骨 150 克，山药 100 克，薏米 30 克

药材

芡实、莲子、茯苓各 30 克

调料

盐少许

 食用方式

任何时间都可以食用。

做法

1. 山药削皮，切块；芡实、莲子、薏米泡水；排骨洗净，焯烫备用。

2. 将芡实、莲子、薏米、茯苓放进锅中，加水 2000 毫升，先用大火煮滚，转小火继续煮约 20 分钟。

3. 加入山药及排骨继续煮，直到所有材料软硬适中。

4. 加盐调味，即可食用。

(!) **注意事项**

素食者可将排骨换成任意蔬菜。

莲子

【性味归经】味甘、涩，性平；归脾经、肾经、心经。

【功　　效】益肾固精，补脾止泻，养心。

【注意事项】患有气喘的人不宜经常食用。

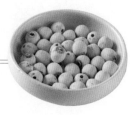

 医师小语

秋天，气候由热转寒，很多人容易口干舌燥、心烦、睡不好，此时吃莲子正是时候！因其能降虚火、补脾止泻、安神养心。而它又兼具食材与药材两种特色，常被广泛使用在各种料理和甜点中，在满足大家口腹之欲的同时，还能达到养生的目的。

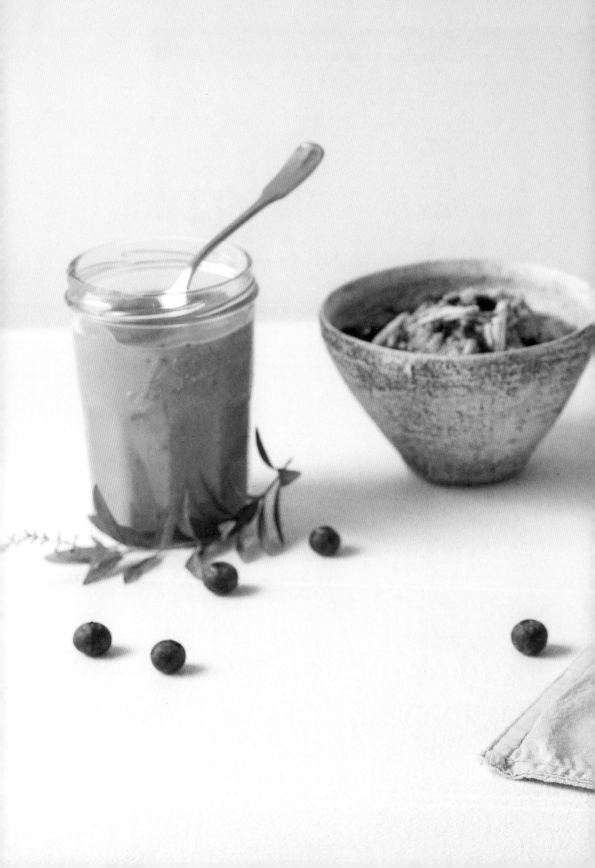

从吃开始瘦

吃好、吃对、不挨饿
才是关键

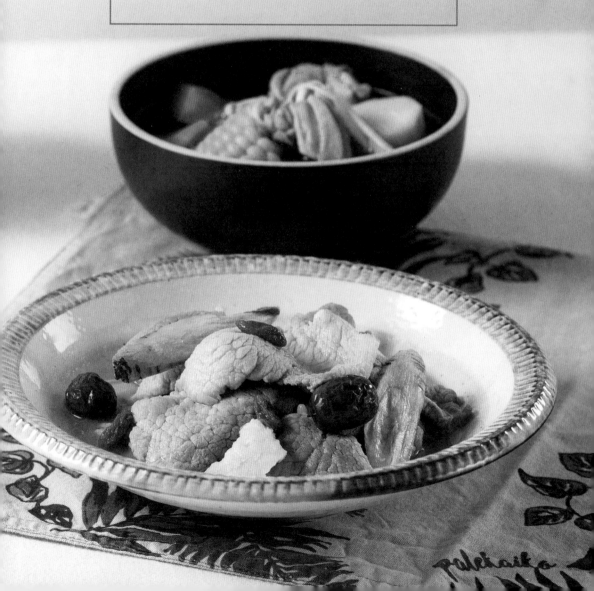

01 不吃早餐反而会变胖

吃顿好早餐，身体才会开机，隐藏的秘技让你瘦得更快！

最近有个患者来看诊，他说这半年来都有气无力，提不起劲，一上班就想下班，精神根本无法集中，坐在电脑前面就一直打哈欠、想睡觉，眼皮都快阖起来了。

我帮他把脉后发现他的脾很虚，一看就知道是饮食出了问题，他才坦言自己晚睡晚起，所以早餐就跳过不吃，省钱之余还可以减肥。我反问他："这半年没吃早餐，为什么你变得更胖？身体还变差了？"其实这是很多人常有的减肥疑问。据调查发现，将近一半的胖子都是不吃早餐的，也就是十个胖子中有五个不吃早餐，而且这五个胖子中，又有三个是因为想减肥才不吃早餐。

省略早餐，刚开始或许会让体重下降，但是长此以往不仅不能减重，还会损害身体健康，而且越减越胖。

吃完早餐身体才会开机

大家要知道，我们夜晚进入睡眠状态后，身体的运作功能会慢慢缓和下来，呼吸、心跳都会变慢，让身体处于一种待机状态。隔天早上起床后，就需要足够的能量来启动大脑及身体各器官的运行，而早餐就是提供能量的来源，让身体跟大脑尽快醒过来。如果不吃早餐，会让身体误以为还在睡觉，生物钟就会出现延迟，因此整天精神不振，还容易出现记忆力下降、低血糖、营养不良等情况，甚至因为胃酸分泌增多而导致肠胃疾病。

古人说："一日之计在于晨。"依据中医理论，每天的12个时辰对应人体的12条经络，**早上7~9点正走到"胃经"，所以在这个时段吃早餐，给身体能量，就像按下开关一样，启动全身的新陈代谢功能，然后体内才有足够的能量来燃烧多余的脂肪，让你有机会达到瘦身的效果。**而且人的身体是有记忆功能的，开始每天不吃早餐后，一旦身体适应了低热量的情形，就会把基础代谢率调低，代谢少了，自然更容易胖。

所以，想要减肥的人，起床后一定要吃早餐，最迟在起床后1小时内就用餐完毕，这样才能维持身体的节奏，对健康非常重要。而且早上起床通常是最饿的时候，因为从晚餐后到睡一觉醒来，已经过了很长一段时间，干吗还不吃早餐来虐待自己呢？吃饱了才有体力减肥啊！

在了解早餐的重要性之后，大家一定又想问，对于急欲瘦身减肥的人来说，早餐怎么吃才健康？

早餐选择的 3 大误区

NG早餐 ❶　喝含糖量高的果汁

你或许会觉得，从一杯果汁开始美好的一天，是很健康、有益减肥的事，但果汁也可能隐藏容易发胖的危机。首先，商店里包装贩售的果汁千万不能喝，因为它们含有大量的糖分，喝了之后减肥计划就彻底失效了。早餐应该喝新鲜现榨的果汁，它富含各种维生素、矿物质等天然营养成分，记得别滤掉果渣，因为它们可以增加饱腹感，有助于维持血糖水平。

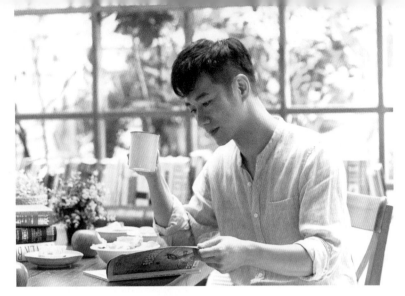

早餐前来杯黑咖啡，能加速新陈代谢

NG早餐 ❷　以甜点当主食

走在街上，看着面包店里琳琅满目的甜点是不是很吸引人？很多减肥者认为即便是瘦身，也要储备一定的热量，所以早餐必须吃好一点，就会忍不住买个甜甜圈、小蛋糕来加强"战斗力"。**这就大错特错了！这些含有大量糖分和油脂的食物，很容易一下子让人摄取过多的热量，吃完后更容易诱发食欲。**

另外，有些人会选用全麦面包当早餐，但全麦面包又干又没有味道，所以涂抹沙拉酱、果酱或花生酱增加风味。这也是错的，这样的减肥早餐糖分高、油脂重，吃了只会增肥，达不到瘦身的效果。

NG早餐 ❸　早餐、午餐一起吃

有的人习惯晚起不吃早餐，于是早餐、午餐一起吃，**但这时人体会大量吸收食物中的营养成分，来满足身体的需要，反倒容易因吸收太多热量而变胖。**也正因为提早吃了午餐，所以到了下午3~4点，体内的食物已消耗殆尽，常常感觉饥饿难耐，食欲重新被开启，需要高热量的下午茶填一下空虚的肚子，这样吃不胖才怪。

学好将早餐吃饱、吃对

我们都知道早餐不可少，但也不是随便乱吃就可以了，吃错了一样会变胖。那么，健康的早餐观念应该怎么建立呢？怎么吃才能打造易瘦体质呢？

❶ 优质蛋白质食物

蛋白质的主要功能是建造与修补组织，如果缺乏会造成抵抗力变差、组织耗损、新陈代谢不全等，所以多吃牛奶、豆制品、水煮蛋及简单烹调的肉类等富含优质蛋白质的食物，不但有助于延缓胃的排空速度，保持血糖的稳定，避免因血糖波动导致暴饮暴食，还能降低午餐时对高脂肪、高糖分食物的兴趣，所以优质蛋白质食物是早餐的好选择。

❷ 丰富的蔬菜水果

摄取太少富含维生素、矿物质、膳食纤维的蔬果，是现代忙碌的上班族最大的问题。维生素与矿物质就像机器的润滑剂，或许没有润滑剂机器也可以动起来，但是日复一日，机器本身很快就会耗损。所以在一早摄取足够的蔬果，不但可以确保一天生理功能的运作正常，更是长久的养生保健之道。

❸ 足够的五谷杂粮

告别白米粥、牛奶吐司、馒头等精致主食，建议多摄取全谷类，用燕麦粥、杂粮粥、全麦面包、山药、红薯等代替。全谷类食物不但是人体热量的稳定来源，也是维生素、矿物质、膳食纤维的提供者，这类食物含有复合碳水化合物，既能快速供能，又能维持饱足感，让你不会一直嘴馋想吃零食。

综上所述，优质早餐可以是全麦吐司夹一个荷包蛋、里脊肉片和生菜，或是吃碗燕麦粥等，搭配温牛奶、无糖豆浆、拿铁或是热茶，最后再来点水果，苹果、柳橙、番茄等都是很好的选择。

❹ 我的隐藏秘技——黑咖啡

美国科学家研究发现，在早餐前30分钟喝一杯黑咖啡，不仅能有效控制食欲，让你只吃到以往饭量的75%就感觉已经饱了，还能将脂肪燃烧速度加快5%。这应归功于咖啡所含的产热物质黄嘌呤，但要提醒胃不好的人，不适合空腹喝咖啡。

所以，想成功减肥吗？请先学好怎么将早餐吃饱吃好才是最重要的！

燕麦黑豆粥

这一碗搭配蔬菜、谷类、鸡蛋、鱼肉的营养早餐，有清肝明目的效果。

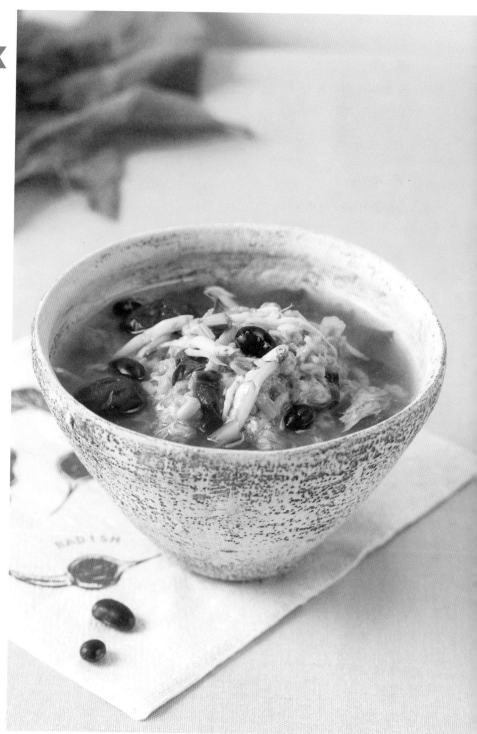

食 材

燕麦 100 克，黑豆 30 克，菠菜、鲥仔鱼各 50 克，鸡蛋 1 个

药 材

枸杞子 10 克，红枣 3 颗

调 料

盐少许

做 法

1. 燕麦、黑豆、枸杞子泡水；菠菜焯烫后切碎；鸡蛋打散，备用。
2. 将燕麦、黑豆、枸杞子、红枣和鲥仔鱼放入锅中，加水 1500 毫升，煮约 20 分钟。
3. 加入菠菜稍微搅拌。
4. 加入鸡蛋，煮熟后加盐调味，即可食用。

食用方式

作为早餐或运动前取代正餐。

注意事项

1. 素食者可以不加鸡蛋。
2. 黑豆不容易煮烂，泡水时间可以延长。
3. 煮的过程要注意水量的变化，太过浓稠可再加水。

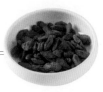

——— 枸杞子 ———

【性味归经】味甘，性平；归肝经、肾经。

【功　　效】滋阴补肾，清肝明目。

【注意事项】因其补性较强，正在感冒发烧、发炎、腹泻的人最好不要吃。

医师小语

现代医学研究发现，枸杞子有控糖、保护肝脏、明目、提高免疫力、抗肿瘤等功能。坊间常用它来泡茶、煮粥、入药膳，对于用眼过度的电脑族尤其适合。虽然其滋补、治疗效果广泛，但也不要过量。

02 色香味俱全的
午餐陷阱多

午餐最好控制七成饱，
重点在均衡饮食，避免
吃过于油腻的食物！

减肥瘦身是否能够成功，其实和午餐怎么吃有很大关系。想要减肥的人，可以回想一下，是不是曾听过"早餐吃得饱，午餐吃得巧，晚餐吃得少"这句话？意即三餐要照这样的吃法才不会变胖。

午餐对于大部分忙碌的上班族而言，怎么样是一门大学问。尤其是经常在外就餐的上班族，多半叫外卖或在公司附近的餐厅随便解决，但"外食"其实充满了让人变胖的陷阱。那么，午餐该怎么吃才健康呢？

"外食族"午餐要避免的错误

首先，我要提醒午餐外食的上班族，应该避免下列这些错误的行为和观念。

错误 1　色香味俱全的美食

上班族往往觉得工作太辛苦了，午餐当然要挑选色香味俱全的美食来犒赏自己。**事实上，色香味三个字，代表的就是高油脂、重口味、高热量！**

"色"是什么？为了让食物的卖相好看一点，餐厅就会使用大量的油来烹调，这样餐点看起来才会油油亮亮的，感觉特别好吃。**这样的食物会让人摄取大量油脂，不但会提高罹患高血压、血脂异常和心血管疾病的风险，也是让人发胖的元凶之一。**而是否选择品质优良的食用油，更是考验了商家的良心。如果用的是来路不明或是不断重复使用的回锅油，则会增加罹患癌症的风险。

香喷喷的食物口味通常比较重，这样才好下饭，但重口味就代表调味料用得多，很容易一不小心就摄取过多的盐分，这些高钠食物对于心血管和肾脏都是很大的负担。除此之外，当吃下重口味的食物之后，一定会觉得很渴，往往得靠喝大量的水来冲淡嘴里的味道；体内的盐分太多再加上灌了不少的水，就造成水肿，水肿也是看起来肥胖的原因之一。

前面提到口渴喝水算是情节比较轻微的，更严重的是，很多人吃了太咸的食物，就要搭配一杯含糖饮料来平衡一下；有些人则是在正餐吃完后，会出现第二个胃，叫甜点胃，一定得吃个蛋糕什么的来作为结尾。享受完这些高糖分、高热量的食物，怎么可能不变胖呢？

错误2 不定时又吃太快

午餐的第二个错误行为，就是不定时又吃太快！你一定常常因为上午工作太忙而错过了午餐时间。当过了平常吃午餐的时间，是不是会觉得胃空空的，整个人有点昏昏沉沉的，思考能力和做事效率也都变得非常差呢？

这是因为身体在本来应该获得热量的时候没有得到，就会把热量节省下来，同时也将代谢率降低，避免过度消耗；等到下次进食，身体又会提高吸收率，以获取更多的热量。这样一来一回，代谢率降低又提高，破坏了体内原本的规律，就有可能会变胖。

如果又因为时间不够，5分钟内狼吞虎咽解决"战斗"，不仅会增加胃肠道的负担，还会因饱足感来得太慢，而吃下比平常分量更多的食

易胖的行为——边吃饭，边工作······

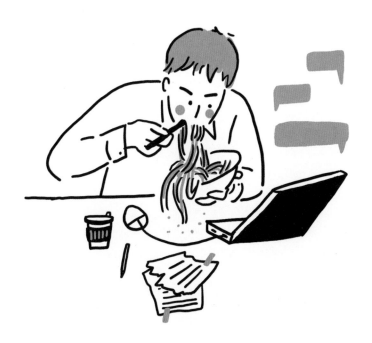

物，长期下来既伤胃又容易变胖！还有人因为工作做不完，就在电脑前一边做事一边吃饭，何苦呢？在主管面前装认真吗？一次把一件事情好好做完不是很好吗？

午餐是身体补充热量的时刻，如果延续上午紧绷的情绪来吃饭，会造成消化不良，引起胃痛，再加上整天坐在办公桌前，日子一久还会让你腰酸屁股大。**所以午餐时间要让身体和大脑放松一下，才有足够的精神去迎接下午的工作，请务必离开电脑，好好吃顿饭**，也能够避免键盘上的病菌随着午餐进到胃肠道里，病从口入那就麻烦了。

错误 3 偏食

第三个错误行为是偏食。很多人想快速减肥，因此在吃午餐的时候常常只吃水果、烫青菜或是像生菜沙拉这类东西果腹，认为这样既能减肥又能够补充膳食纤维。其实只吃蔬菜水果来取代正餐的减肥方式，既愚蠢又没有效率，还会影响健康。

经过一个上午的忙碌工作，中午本来就应该让身体好好地补充所需，如果只吃这些东西当作午餐，不仅没有摄取足够的热量与均衡的营养，到了下午，除了工作效率变差，还会影响代谢率，变成难瘦易胖的体质。

蔬菜水果顶多在胃里停留2小时，也就是说下午3~4点会感觉肚子又饿了，所以很多人在这时候就自以为优雅的来个下午茶，大家开始在办公室互相分享抽屉里的零食、点心，这些食物哪怕只吃一点点，都有可能会让你变胖！

另外，有些人可能中午懒得排队买饭，于是就草草买个面包或甜品当午餐，虽然热量可能和一个便当差不多，但要知道，这种食物的血糖生成指数（GI值）是很高的，吃完后如果继续坐着工作，这些糖分很快就会转变成脂肪堆积在身体里面，越来越胖指日可待。

如果你有以上这些坏习惯，请赶快改一改，才不会胖了还傻傻不知道原因。

营养均衡的午餐才能瘦得漂亮

那午餐到底要怎么选择呢？**主食我建议选择白米饭、糙米饭或是面食都可以，但吃正常分量的一半到三分之二就好**，比方说平常晚餐是吃一碗饭，那午餐就吃半碗或是三分之二碗，因为吃饱没多久就要继续工作，所以稍微减少分量，能够避免血糖上升太快而感觉昏昏沉沉，分量少一点也不容易发胖。

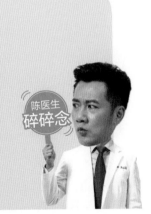

光是用"想"的，不会变瘦

大家都会说，我想做这个、我想做那个，患者来门诊也会说，我想瘦5千克，我想瘦腰，我想变漂亮……

你以为我是阿拉丁神灯，三个愿望一次满足吗？还是你以为我是许愿池，说了就可以实现吗？

不要再想了，对的事，做就对了！

陈医生
碎碎念

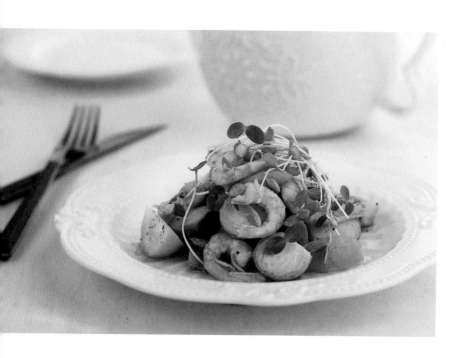

　　因为主食减少了，所以蛋白质类可以稍微增加一点，以维持比较久的饱足感。食物的选择上，去皮鸡肉、鱼、海鲜类等白肉，会比牛、羊、猪等红肉更健康，尽量用清蒸、水煮、炖煮的烹调方式，口味要清淡，少用酱汁，同时避免过多的油炸或是烧烤食品。

　　当然，也不用夸张到把食物过水去油之后再吃，正常适量的油脂是必需的。蔬菜可以吃到两份，以免缺乏膳食纤维引起便秘，同时在压力大的情况下，本来就应该补充更多的维生素，才能够满足身体的需求。

控制在七成饱就好。 所谓七成饱就是在细嚼慢咽的进食速度下，开始觉得有饱足感的时候。此时是最舒服的状态，可以在饭后半小时来一小份水果，这样就是非常均衡且健康的午餐。

　　最后要再强调一次，不管是在外就餐还是自己准备午饭都一样，**午餐一定要均衡，碳水化合物、膳食纤维、蛋白质、脂肪一样都不能少，**均衡的饮食才是健康减肥的不二法门。看完以上的说明，是不是觉得吃一顿不错的午餐其实没有想象中那么恐怖？

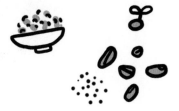

洛神决明山楂茶

这道茶饮非常适合饭后饮用，尤其是吃完大餐后来一杯，有去腻减脂的效果。

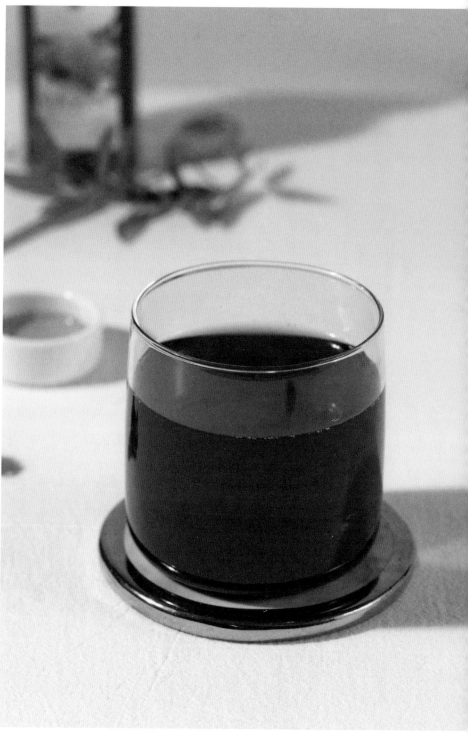

药材

洛神花 20 克，山楂、陈皮、荷叶各 10 克，决明子 15 克

调料

蜂蜜少许

做法

1. 将所有材料洗净，放入纱布袋中。
2. 把纱布袋放进锅中，加水 1000 毫升。
3. 大火煮滚后改小火继续煮约 30 分钟。
4. 加点蜂蜜调味，即可饮用。

 食用方式

饭后喝一杯，约 350 毫升。

注意事项

1. 胃不好的人不要空腹喝，以免伤胃。
2. 不要煮太浓，以免损伤牙齿。
3. 炒决明子的味道比较香，对肠胃道的刺激性较小；生决明子具有缓泻的作用，排便不顺的人可以生、炒决明子各半。

决明子

【性味归经】味甘、苦、咸，性寒；归肝经、肾经、大肠经。

【功　　效】清肝明目，润肠通便，降脂降压。

【注意事项】容易腹泻、胃痛的人不宜食用。

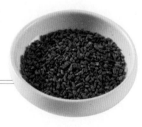

 医师小语

因其有清肝明目之效，所以一般人会直接拿它泡水喝，很适合电脑族。此外，它还具有调节免疫、抑菌、降血压、调节血脂等作用。

03 谁说吃消夜就非胖不可

总热量不超标，吃消夜就不会影响减肥效果，选择食物是关键！

有个朋友为了一件事非常困扰，还特地跑来跟我抱怨，那就是他有吃消夜的习惯！他觉得人生最痛苦的事，就是刷完牙、洗完脸准备要睡觉的时候，肚子竟然开始咕噜咕噜叫起来！想吃消夜但又听人家说吃消夜会变胖，而且一吃完马上躺下睡觉，也容易出现胃食管反流，那该怎么办才好？

我在这里要告诉大家，其实吃消夜不一定会发胖！我每天工作结束回家都很晚，肚子也会饿，所以我有吃消夜的习惯，但是我并不胖。为什么？其实只要方法对，吃消夜也不用担心变胖。

一天总热量不超标，放心吃消夜

睡前可不可以吃消夜？根据医学的研究调查发现，这完全取决于个人的健康状态和饮食习惯！其实一整天所吃的食物，只要不超过正常每日所需的总热量，吃消夜并不会妨碍健康，也不会影响减肥效果，而且有可能会让你睡得更好。

试想一下，如果躺下睡觉时，肚子发出饥饿的信号，很容易导致翻来覆去睡不好；而且当身体的血糖降低时，代谢率也会跟着降低，隔天早上起床后吸收率会变得特别高，也容易让人变胖。

消夜不一定是变胖的罪魁祸首

长期饿肚子，容易导致脾虚。脾负责消化代谢，其运作功能弱，营养吸收不好，代谢也会变慢，这个时候就不容易瘦了。美国营养学家也发现，如果真的很饿，吃点东西，不但能让身体持续消耗热量，还能抑制饥饿素的释放，避免储存过多的脂肪。所以我们不能把变胖的问题全部推给消夜。

我发现大部分有吃消夜习惯的人都睡得比较晚，他们通常是在晚上十一二点吃消夜。这个时候整个人处于比较放松的状态，总想吃点什么来慰劳自己。于是就开始不忌口，大吃特吃起来。消夜都吃些什么呢？一定是重口味的，像泡面、卤味、盐酥鸡或者串烧之类的。

不要怀疑，我也是这样吃的！但是有一些小秘诀你一定要知道。只要照着我的方法做，晚上肚子饿时也能适度吃消夜，或偶尔来些重口味的，也不用太担心。

吃消夜也不用担心变胖的 3 个小技巧

消夜可以吃，但是需要技巧。

技巧 ❶ **控制一天的总热量**

吃消夜之所以会发胖，主要原因并不是睡前吃，而是因为摄入了过多的食物。我们以餐盘来比喻一般人一餐所吃的分量，一般人一餐的分量如果以一个餐盘代表，那一天三餐就是吃了三个餐盘的食物，身体会慢慢调整到大约相同的消耗量，维持在一个平衡状态。

如果在三餐之外，突然多吃了一个餐盘的消夜，活动量却没有增加，等于身体多摄取了33%的热量；假使让它一直存在不消耗掉，而且每天持续进行，变胖的日子应该不远了。

另外，消夜的种类也很重要，什么都能吃，但是要均衡。千万不能只吃某一类，即使是青菜——听起来很健康，但缺少了淀粉、蛋白质、脂肪，身体还是会失去平衡的。那要怎么分配比例呢？以餐盘来说，蔬菜、水果大概要占二分之一，主食大概占四分之一，剩下的四分之一就是肉类、油脂类食物。

技巧❷ 让食量多保留一点弹性

可能有人会说："吃消夜都是临时起意的，朋友打个电话来，我就去赴约了，那该怎么办？"其实，比较好的做法是正餐尽量做到定时定量，不要饥一顿饱一顿。晚餐大概吃到七成饱就好，七成饱是什么感觉呢？就是在吃饭的过程中，开始意会到饱的那个时候，就停止进食。这样，如果临时吃消夜也不会对身体造成太大负担。

不少人睡前常常觉得肚子饿，我建议可以把晚餐一分为二，晚餐吃平常分量的三分之二就好，保留三分之一在睡前吃，既能满足欲望，又不用担心吃过头，避免肥胖。有人则持不同的见解："忍饿就好，喝点水不就饱了吗？"当然，如果不会饿到睡不着，这时赶快上床睡觉就没事了；但是若饿得很难受，有可能睡不着，还会留下一个"瘦身很痛苦"的印象，不利于长期抗战。

技巧 ❸ **最好在睡前2小时吃完**

吃完消夜马上睡觉，不但会影响睡眠品质，还会消化不良。一般来说，一餐的消化时间大概需要4小时才能完成，再加上从胃运送到肠的过程，所以建议最晚在睡前2小时要把消夜吃完。假如习惯晚上12点入睡，早上8点起床，那就最好在10点前吃消夜，这样一来，身体才有时间消化、吸收与代谢，第二天才不会因消化不良而有肿胀的感觉。

挑选消夜食物的 3 大原则

了解吃消夜的秘诀以后，就知道其实什么食物都可以吃，只要掌握上面3个原则，就不会有太大的问题。但是如果想要吃得更健康，还有3件事需要注意。

原则 ❶ **选择热量低、容易有饱足感的食物**

简单来说，就是尽量多吃看得到原形（原来的形状）的食物，少吃精加工的食物。比如能吃整根红薯，就不要吃红薯球，能吃米饭，就不要吃蛋糕、饼干。如果选择的食物能够增加咀嚼的次数，不仅可以帮助消化，还能减轻胃肠道的负担，也能增强饱足感。

原则 ❷ **选择容易烹调、天然的食物**

因为容易准备，才会每天做。叫外卖不是不行，只是要承担一些不健康的风险。我有时候就会翻一翻家里的冰箱，随便拿出几样蔬菜，像是胡萝卜、洋葱、西蓝花，切一切一起煮汤，或者再加一两块排骨，简单又方便，而且还很好吃。

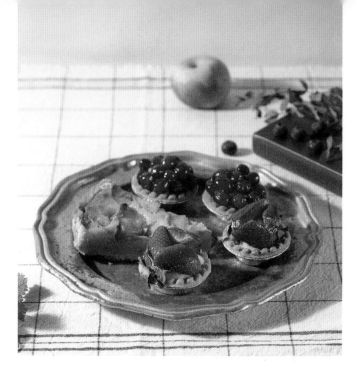

令人垂涎欲滴的甜食，糖分高、油脂重，偶尔吃没问题，
若天天吃或当成消夜，别说减肥了，还会越吃越胖

原则 ③ 少吃重口味的食物

这些食物多半含有高钠或不好的油脂，热量也不低，像火锅或麻辣烫就不建议常吃，吃多了身体会变得燥热，隔天起床可能会水肿，还会口干舌燥、口腔溃疡，严重一点则是满脸冒痘痘。

原则讲完了，但是有时候原则没那么容易遵守，像我偶尔也会吃一些不太健康的东西，但要注意：

❶ **淀粉类制品**：我会尽量不选择甜食或是精制糕点。

❷ **卤味**：我会多点一些青菜，少吃过度加工的豆制品和肉制品。

❸ **盐酥鸡**：顶多一个月一次，不能常吃。

适合当消夜的食物

我还是希望大家吃得更健康，所以在这里要推荐几种适合当消夜的食物：

◆ 无糖酸奶

含有丰富的蛋白质、钙质，不仅能促进肠胃蠕动、改善便秘，有乳糖不耐问题的人也可以吃。不过挑选时要留意，许多市售产品都添加了过多糖分，或者使用大量果胶和奶粉调制以节省成本，因此菌种、品质和营养都会不同。

◆ 天然原味谷物片

提到"谷物片"，大家是不是都会联想到"早餐"呢？其实谷物片也可以干吃，咀嚼时能品尝到谷物的香甜。晚上觉得肚子饿时，一小片一小片慢慢送入口中，不仅能避免一次摄取过多热量，还能增加饱足感。但一定要选择原味的。

◆ 烤红薯

寒冷的天气里，最适合拿着热腾腾的烤红薯，小口小口边吹边吃，一根约 100 克的红薯，热量为 100 千卡左右，却有实实在在的饱足感。

◆ 木耳饮

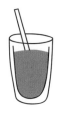

木耳饮里含有丰富的膳食纤维。建议常熬夜的人可以加入红枣、枸杞子等一起微波加热，有助于消除疲劳。购买时请挑选成分天然、甜度低、木耳含量高的产品。

◆ 原味坚果

坚果富含不饱和脂肪酸及多种维生素，虽然热量不低，但营养价值高，适量摄取有益身体健康。

总体来说，吃消夜只要正确选择食物种类，适量摄入，不但不易变胖，还能帮你打赢这场减肥持久战。

瘦身消夜方

麦冬山药鸡腿汤

想吃消夜或常常加班口干舌燥的人，
这碗汤是很好的选择。

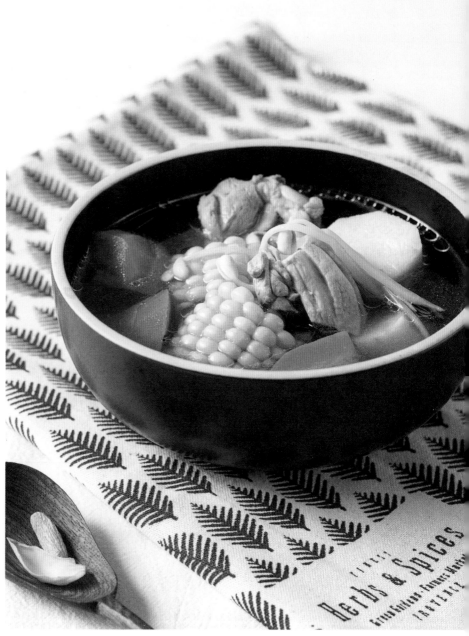

食 材

黄豆芽、山药、鸡腿肉各
100 克，玉米、胡萝卜各
1 根

药 材

麦冬、百合各 15 克，陈
皮 5 克

调 料

盐少许

 食用方式

睡前喝一碗。

做 法

1. 黄豆芽洗净，泡水；玉米切段；胡萝卜、山药
削皮，切块；鸡腿肉焯烫；麦冬、百合、陈皮
放入纱布袋中，备用。

2. 将纱布袋放进锅中，加水 2000 毫升，先用大
火煮滚，转小火继续煮 20 分钟。

3. 把纱布袋捞出，放入所有食材，继续煮 20 分
钟，直到所有食材变软。

4. 加盐调味，即可食用。

注意事项

素食者可将鸡腿肉换成香菇。

麦冬

【性味归经】味甘、微苦，性微寒；归心经、肺经、胃经。

【功　　效】养阴润肺，益胃生津，清心除烦。

【注意事项】1.肠胃虚弱、虚寒腹泻、寒痰咳嗽等患者要避免服用。

　　　　　　2.急性感染、感冒发热时不建议使用。

医师小语

夏日天气炎热，容易出汗、口干舌燥、心烦，可用麦冬自制茶饮，解暑气、止口渴、消
除疲劳。此外，工作压力大、爱吃油炸类等刺激性食物、常熬夜、怕热、易便秘者，也
可用它来清除体内的虚热。

04

泡面没有想象中邪恶，掌握秘诀安心吃

吃泡面避免油炸面，调味料放三分之一就好，满足口欲，不用担心热量爆表！

泡面已经成为全世界极受欢迎的食品。尤其是对于那些离乡背井的人来说，一碗热腾腾、香喷喷的泡面，能迅速地满足一个寂寞又寒冷的胃。不管你是因为忙到没空吃正餐，或是到月底生活费不够用，还是嘴馋就是想要吃一碗，泡面真的可算得上是老少咸宜的生活伙伴。

一提到泡面，很多人的第一个反应就是：不健康！没错，大部分人都把泡面当成垃圾食品，它高热量、高油脂、高盐分，还盛传泡面含有大量的防腐剂，不利于人体健康。我的看法是，吃泡面其实没有那么罪恶，只要采取正确的方法，也可以吃得很健康，又不会发胖！

泡面到底哪里邪恶

先来探讨一个问题，泡面为什么会被大家冠上"不健康"的恶名？

邪恶之谜 ❶　油炸面体的热量等于2碗白米饭

第一就是面本身的问题，你可能听过这样的说法，那就是泡面可以保存那么久，一定是加了很多的防腐剂。但是食品之所以添加防腐剂，是为了抑制细菌的生长，而合格的产品其防腐剂使用量是符合生产规范的，所以不必担心。

现今的面体有的并未添加防腐剂，其不容易腐坏变质的关键，是在制造过程中，先利用脱水的方式处理里面的调味包，以延长保存期；再以蒸煮加上油炸这两个步骤使面体脱水，减少含水量，让细菌等微生物无法繁殖，所以请不要再怀疑泡面含有大量防腐剂了。

但要注意的是，因为油炸这个步骤会增加面体的油脂含量，一块面体的热量相当于2碗白米饭，所以我们该担心的不是防腐剂的问题，而是热量，一不小心摄入过多就会帮你增肥。除此之外，为了让油脂在油炸的过程中比较稳定，因此会使用含有较高饱和脂肪酸的油品，吃多了会增加心血管疾病的风险。

邪恶之谜 ❷ 　调味包的高钠含量，会导致身体水肿

会让泡面恶名远播的第二个问题，就是那些口味诱人的调味包。一般泡面里会有三种调味包，包含了汤粉、酱料和脱水蔬菜，有些还会再附上一份液态油包。看到这里，是不是已经开始闻到它香喷喷的味道，有股冲动，想要立马泡一碗来吃呢？

麻烦冷静一下，让我说完。汤粉主要是由大量的盐、味精和香料组成，里面的钠含量超高。你们知道吗？一包汤粉所含的钠，远远超过成年人一天可接受的正常摄取量。而摄取过多的钠，会导致身体水肿，如果你的消夜是吃了一碗泡面，隔天起床照镜子可能会发现眼皮肿肿的，脸也变圆了，那就是睡前吃了太多钠惹的祸。

除此之外，过量的钠还会升高血压，对肾脏和心脏也会造成很大的负担；而酱料包和油包中的大量油脂，对于心血管以及身材都是一大伤害。最后，那包食之无味、弃之可惜的脱水蔬菜，除了自我安慰吃到菜之外，几乎没有什么营养价值。

长期吃错泡面的后果

因此，如果什么都不顾，任性地把泡面直接泡一泡全部吃掉，长期下来，你知道后果会有多严重吗？

1. 味觉变迟钝

首先是会变成一个味觉迟钝的胖子。泡面的主要成分是面粉和油脂，再加上调味包，基本上只提供人体活动所需的热量，缺少了可以延长饱足感的蛋白质，过不了多久又饿了。这时候，又想补充点零食之类。长期下来，过多的碳水化合物和油脂双管齐下，当然会变胖！而调味包是走重口味的路线，如果我们的味觉长时间接受这些刺激，久而久之会变得迟钝，无法品尝出正常食物的味道，进而影响食欲。

2. 容易营养不良

第二个后果是容易营养不良。调查发现，在长期食用泡面果腹的人群当中，60％的人营养不良，因为它主要含有碳水化合物，膳食纤维、维生素可忽略不计，营养不均衡，长期单一食用对健康是非常不利的。

3. 便秘

第三个坏处则是便秘。因为泡面是用精制面粉加工而成，生产的过程中矿物质和膳食纤维大量流失，谷物中丰富的B族维生素也在油炸中被破坏光了。所以爱吃泡面的人，会因为缺少膳食纤维而引起大便不顺，过度精化的饮食再加上便秘，就是大肠癌的高危因子。

吃泡面不发胖的 3 个小窍门

虽然泡面看起来是那么"罪孽深重",但是它那振奋人心的香味、弹滑筋道的面条,一般人是无法抵挡的,所以,只要遵守以下几个简单的窍门,就可以吃上一碗健康的泡面!

窍门❶ 选择非油炸的面体

精挑细选、仔细比较面体。现在越来越多的泡面采用非油炸制作的面体了,它的脂肪含量和热量比油炸型的低很多,也健康很多,请选择非油炸型面体的泡面。其次,泡面有多种口味,不同的口味热量也不一样。在购买之前看一下营养标示,挑选热量较低,同时也符合自己口味的种类。另外,如果只是想解解馋,可以选择分量小(如杯面)的产品,以免造成热量超标。

窍门❷ 用正确方式冲泡

要用正确方式来冲泡泡面。先把面体取出来放进碗里,注入开水,单泡面,不放调味包;接着,再把泡过面的水倒掉,这样做可以除去面体上一部分油脂,如果买的是油炸型的泡面,更不能忘记这个步骤。

很多人都说汤粉跟酱料的钠含量太高了,最好不加。但是不加调味包的泡面就失去吸引人的美味了,那还叫泡面吗?所以我建议只加三分之一就好,这样不仅保留泡面原有的风味,还能减少钠和脂肪的摄取,同时少喝点面汤,也会减少钠和热量的摄入。

窍门 ③ **聪明搭配蔬菜、蛋、肉**

要聪明搭配。建议用煮的方式烹调，这时可加入一小把菠菜跟一个鸡蛋。菠菜富含钾离子，有助钠离子的排出，避免水肿，同时可提供膳食纤维，防止便秘；再加上蛋白质丰富的鸡蛋，则可延长胃的饱足感。

如果没有菠菜，其他蔬菜亦可。还可以加几片肉片，是不是就变成营养丰富的一餐呢？偶尔吃一次没关系，凡事总有例外嘛！

虽然泡面一直背负着不健康、吃了会变胖的恶名，但只要掌握技巧，料理得当，也可以吃得营养又健康。

黄芪柠檬香蜂草绿茶

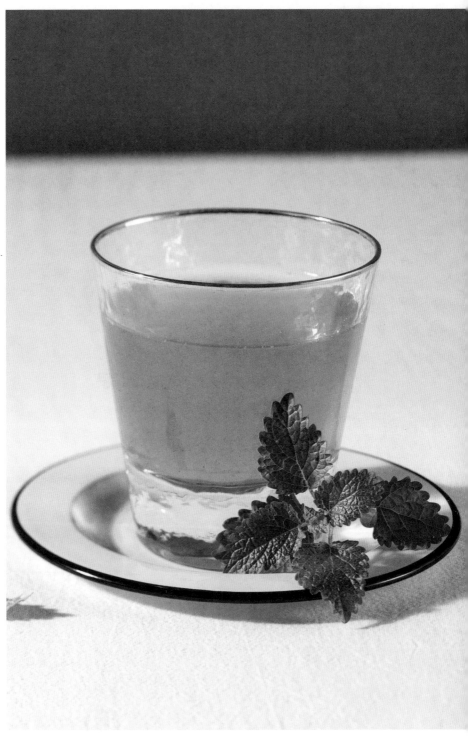

食 材

绿茶 10 克

药 材

黄芪、柠檬香蜂草各
10 克

做 法

1. 将所有材料洗净，放入纱布袋中。

2. 把纱布袋放进锅中，加水 1000 毫升。

3. 大火煮滚后转小火继续煮约 15 分钟。

食用方式

白天喝 1 ~ 2 杯，
每杯约 350 毫升。

注意事项

感冒期间不要喝，以免延缓病情。

柠檬香蜂草

柠檬香蜂草是多年生草本植物，最大的魅力是拥有清
爽如柠檬一般的香气，适合泡茶饮用，是热门的香草
茶原料。它有抗老化、缓解疼痛的功效，还可解郁、
助消化、抗过敏，有益于缓解压力。

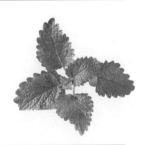

05

常吃火锅又不运动，不想变胖其实有办法

每周吃一次，3个月后长5千克，热量魔鬼藏在细节中！

我个人很喜欢吃火锅，尤其是冬天，在寒冷天气里饱餐一顿热腾腾的美食，那是多么享受的事情啊！现在吃火锅的样式很多也很方便，尤其是一个人就可以大快朵颐的个人锅，只要点一份肉或海鲜，就会附加一份丰富的蔬菜组合拼盘，再配上一碗米饭或面条，也有冬粉或泡面可以选择，这种简单的点餐方式，完全不用思考太多就可以直接大吃特吃，实在非常适合我这种不想花太多脑筋去决定吃什么的人。

冬天每周吃一次，3 个月体重暴增 5 千克

有人说常吃火锅会变胖，尤其是火锅自助，满满的肉片、海鲜、丸饺，蘸酱多样，饮料及冰激凌无限供应，一顿下来，3000千卡热量轻松获得。你知道这代表什么吗？就是要连续快走7.5小时，或是连续骑单车近10.5小时，才能把这些热量消耗掉。

如果吃完这么多的热量却没有将它消耗掉，吃一次火锅体重会增加0.39千克。假设冬天长达3个月、每周吃一顿，那这3个月就会增重约5千克！

♦ 一顿吃到饱的火锅，热量惊人

一顿吃到饱的火锅摄取的热量甚至超过全天推荐的热量值（女性约1800千卡，男性约2250千卡），吃一顿就增加0.39千克。一顿吃到饱的火锅钠摄入量更高达5700毫克，是钠每日推荐摄取量（2400毫克）的2.4倍。听起来很可怕对不对？其实，如果你也和我一样爱吃火锅又没时间运动，那我可以将个人享受火锅之余又不会变胖的秘诀传授给你。

聪明选择美味又低热的火锅食材

1. 多选菇类、去皮鸡肉或海鲜等热量较低的食材

去皮鸡肉、海鲜的脂肪含量比牛肉、猪肉等红肉要少，如果不是无肉不欢族，可以选菇类代肉，口感和美味程度不输肉类。

2. 建议少吃加工制品，最好不要吃

香肠、鱼丸、虾饺……不仅淀粉含量高，营养价值也不如新鲜食材。根据台湾卫生主管部门相关数据调查资料显示，常见的加工类火锅食材中，每100克炸豆皮热量为358千卡、鱼丸为275千卡、虾饺为270千卡，比同重量白米饭的热量140千卡高出许多。不要小看这些东西体积不大，一不小心多吃两个，热量马上超标。

钠含量前五名是鱼卵卷、旗鱼丸、蟹味棒、甜不辣及鱼饺，随便各吃一点就可能超过成年人一天的需求量。有高血压、心脏病的人要特别小心，就算没有慢性病，摄入过多盐分也很容易造成水肿，吃完火锅睡一觉醒来，会发现脸肿得像猪头。

3. 多吃有饱足感的根茎类

火锅菜盘里通常会有南瓜、玉米、红薯、芋头、白萝卜等根茎类蔬菜，可以在一开始的时候就把它们放下去煮，增加汤头的甜味，当蔬菜和菇类都吃得差不多了，如果还没有饱足感，在吃米饭、面类和冬粉等主食前，先把这些根茎类吃掉吧！

小心！
热量偏高！

火锅食材中的热量地雷

炸豆皮	179 千卡 / 6 小块	虾饺	27 千卡 / 1 个
贡丸	47 千卡 / 1 颗	甜不辣	23 千卡 / 1 颗
墨鱼丸	31 千卡 / 1 颗	蛋饺	22 千卡 / 1 个
旗鱼丸	31 千卡 / 1 颗		

含钠量高的火锅食材排名

❶ 鱼卵卷　❷ 旗鱼丸　❸ 蟹味棒　❹ 甜不辣　❺ 鱼饺

数据来源于台湾卫生主管部门

小心！热量的魔鬼藏在细节里

除了挑选对的食材，接下来还有3个细节要注意。

细节 ❶　汤底、蘸酱要注意

光是汤底不同，热量的差距就可能达2～10倍，热量最高的，莫过于麻辣锅、大骨汤底等，不想摄入过多热量的话，原味、昆布、日式、蔬菜汤底等是比较好的选择。蘸酱避免添加辣椒油、沙茶酱等油脂含量较高、口味偏重的加工调味料，推荐薄盐酱油、萝卜泥、葱花、蒜泥和少许水果醋调味即可，可以加水稀释酱料，让食材能均匀沾上又不会沾太多。如果喜欢吃辣，建议用新鲜辣椒末代替麻辣汤、辣椒酱和辣椒油，一样会有麻辣的快感，但是少了油脂和盐分的负担。

在吃火锅的时候很多人并不知道，一碗小小的火锅蘸酱，不论是麻酱花生料还是香油蒜汁料，其中的脂肪含量都十分可观，想减肥的人要特别注意。如果蘸料改为鲜味酱油与醋，则热量可大大降低。担心皮肤长痘者，还应控制一下蘸酱里的葱花、香菜和辣椒等比较燥热的调味料。此外，血压、血脂、血糖较高的人还要注意蘸酱不要太咸，因为过多的盐分对心脏和肾脏有害。

细节 ②　吃的顺序要正确

在吃主食之前，最好先吃蔬菜、菇类等，先吃个半饱。如果汤底比较清淡，也可以先喝一碗再涮菜。接下来再烫肉片或海鲜，如果没吃饱，最后再吃冬粉或是面。为什么要照这样的顺序呢？因为先吃菜和肉，能使身体优先消化蛋白质，后续即使再吃碳水化合物类主食，血糖也不易飙高，同时避免摄取过多热量。但前提是，肉不能吃太多，5~8片是一餐较合理的量。

细节 ③　火锅汤底尽量不要喝

如果汤头是重口味的，建议拿它来涮煮食材就好，不要饮用。若汤头比较清淡，是以蔬菜或昆布为基底的高汤，可以在煮蔬菜的阶段就先喝一小碗，开锅后半小时或开始煮肉类后就不要再喝了。**火锅店往往会提供碳酸饮料或是超甜的红茶等，最好少喝**，白开水或淡茶是较佳的选择，不仅避免不必要的热量摄取，也不会忽冷忽热的交替食用，增加肠胃的负担。

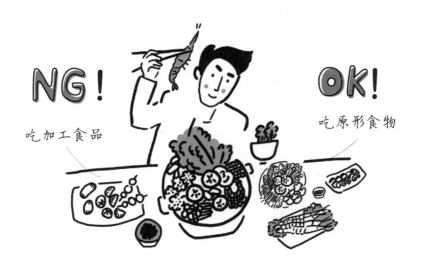

NG! 吃加工食品

OK! 吃原形食物

吃火锅的时候，常常一个不小心就吃得太多、太饱，记得把握浅尝即止的原则，吃到七成饱就好，千万不要想捞本，最后撑得难受。享用美味，应该是好好地品尝每一口食物在舌尖上的滋味，而不是通通将它们塞到胃里！

06 晚餐只吃水果，
就能快速瘦下来吗

只要有人这么做，我都觉得
他笨得可怜！

自从有了小孩之后，才知道当父母的辛苦，为什么这样说呢？因为每天总是为了给孩子准备食物而伤透脑筋。父母都希望孩子多吃一点营养又健康的东西，少吃一点垃圾食品，但是小朋友一看到我们精心准备的食物都会吵着说"我不要吃这个、我不要吃那个"，当然，最后孩子有可能迫于威权，心不甘情不愿地把东西吃完，但这样的戏码几乎每天都会上演，已经快变成家庭失和的导火线了。

有一天我和妈妈聊到这件事，她笑着说："你自己小时候就是这样啊！不喜欢吃这个，不爱吃那个，每次叫你吃饭就像要你的命一样，你啊，就只有吃水果的时候最开心了。"

原来挑食的坏习惯真的会遗传！虽然我现在还有些挑食，但是吃水果这个习惯从小到大一点都没有变过，现在我只要一天没有吃水果，就会浑身不对劲。

水果越甜，果糖越多，越容易促进脂肪合成

在门诊中，我也常常鼓励患者要多吃水果，但是很多人都会说："不行，现在的水果都很甜，多吃会胖啦！"如果你正在减肥，一定也听过"吃水果会变胖"这种说法。的确，过甜的水果通常含糖量也高，摄入过多会造成血糖升高，刺激身体分泌胰岛素，也会导致脂肪的合成。

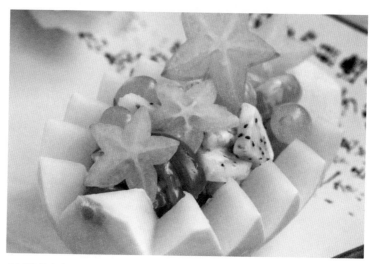

水果营养丰富，每天一定要吃，但是某些水果的热量
和血糖生成指数太高，不太适合想要减肥的人

大家都知道，想减重就要控制糖分的摄取量，吃太多糖本来就会堆积脂肪而变胖，但是有一点可能被忽略了，水果不只含有糖！**它还含有丰富的维生素C、花青素、玉米黄素等抗氧化物，对预防衰老很有好处。**

蔬菜的糖分较低，可取代水果吗

可能有人会反驳，这些营养素在蔬菜中也有，而且蔬菜的糖分较低，用它来取代水果不就好了吗？实际上，蔬菜和水果的营养成分不尽相同，而且蔬菜主要含有非水溶性膳食纤维，而水果则是水溶性膳食纤维，这两种的功能不太一样。

非水溶性膳食纤维可以促进肠道蠕动，减少便秘发生，还能降低葡萄糖的吸收速度，避免吃完东西血糖快速上升；而水溶性膳食纤维可以吸附胆固醇，有助降低血脂，也能够在肠胃中延缓糖分的吸收，进而避免体内胰岛素快速分泌，减少吸收过多糖分而导致脂肪堆积。

另外，蔬果中的膳食纤维都是肠道细菌的粮食，可以促进肠道益生菌的生长，因此均衡摄取蔬菜和水果，身体才能够维持最佳状态。

把水果当正餐，身体反而会想吃高脂食物

虽然水果有诸多好处，但也不能大吃特吃，或是取代正餐。我记得之前流行过吃水果当正餐来减肥，**每次有患者跟我说他很认真地在减肥，晚餐只吃水果，我就觉得他们很可怜！因为水果虽然可以提供热量、缓解饥饿感，但因缺乏蛋白质，所以饱足感没有办法维持很久。**

吃水果不变胖的 3 个小要点

既然水果这么好，但又不能取代正餐，那到底要怎么挑选、怎么吃才正确呢？

重点 1 **要注意水果的热量**

　　水果虽然健康，但有的品种热量偏高，如果不注意控制进食量，一不小心就会发胖！在台湾，热量排名前三名的水果是：榴莲、香蕉、牛油果。以100克榴莲来说，不到一个手掌大小的榴莲，其热量就等于半碗白米饭。所以，喜欢吃榴莲的朋友要注意调整饭量，这样全天总热量才不会超标。

　　还有两种水果也要"严加看管"，因为它们的外表看起来很温和，但吃多了会让人变胖。

　　第一个是香蕉。香蕉便宜又好吃，富含改善血液循环的钾，还能及时为身体补充热量，所以常被选为运动补给品。它还含有膳食纤维，具有整肠效果，但因为热量高，所以一天吃一根最好。

　　第二个是牛油果。虽然它富含不饱和脂肪和抗氧化剂，但热量较高，想养颜又瘦身，一天吃三分之一个到半个就好。

重点 2 **选择低血糖生成指数（GI）的水果**

　　前面我们一直在讲糖分、热量，认为只要吃了高糖分、高热量的水果就会变胖，除了要注意这些之外，还要关注水果的GI值。GI值反映了吃了某种食物后，血糖上升的速度，GI值越高，说明对血糖的影响越大。之前已经说过，血糖上升越快，脂肪就堆积得越多，所以我们在挑选水果的时候，就要选择GI值比较低的。

常见水果血糖生成指数

高	高GI值 GI ≥ 70	荔枝	西瓜
中	中GI值 55 ≤ GI < 70	葡萄	杏
		香蕉	菠萝
		芒果	木瓜
低	低GI值 GI < 55	猕猴桃	柳橙
		樱桃	葡萄柚
		苹果	梨

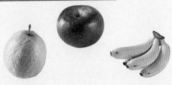

　　不一定水果越甜，GI值就越高。有的水果虽然尝起来没什么味，糖分含量却不少，比如火龙果。通常富含膳食纤维的水果，更有利于控制血糖。膳食纤维可以延缓糖分的吸收，还可避免体内胰岛素快速分泌，减少脂肪堆积。像葡萄、西瓜等，膳食纤维相对较少，但GI值较高，过量食用就会升高血糖，刺激胰岛素分泌，不控制量会让你越吃越胖！

而青苹果、番石榴（芭乐）、猕猴桃、柚子等富含膳食纤维，且含糖量适中或较少，更有助于控制血糖和体重。

重点3 多样化、不过量

一天的水果以1~2份就好，无须太多，所谓一份就是一个拳头大小，或是切完放到饭碗里，刚好是一碗的分量。前面提过，千万不要把水果当成正餐来吃，因为很快就会饿。如果不小心吃进太多又甜热量又高的水果，反而会变胖。

另外，我还有几点建议。首先，能吃水果的原形，就不要打成果汁，因为果汁滤渣后少了膳食纤维，更容易引起血糖波动。其次，每次买水果多买几种，每天一到两种轮换着吃，不要只吃同一种，不然体质有可能会被改变。

比方夏天一到，大家最喜欢吃的就是西瓜，但如果天天吃，身体也受不了。从中医角度来看，西瓜属于大寒的水果，吃太多或是连续吃太久，体质就会变寒。尤其是女性经期前如果吃太多，容易造成痛经。有的人本来脾胃就不好，吃了西瓜就会拉肚子，这都是因为西瓜寒气太重的原因。

再从营养成分来看，西瓜的甜分很高，但膳食纤维含量不多，每天过多食用一定会发胖。但是，如果今天吃西瓜，明天换成柳橙，后天又改吃猕猴桃等低GI水果，那就没关系，体质也不容易被改变。

最后，我来帮大家整理一下重点：**水果营养丰富，每天一定要吃，但是某些热量和GI值太高的，就不太适合想要减肥的人。**如果无法分辨哪种水果适不适合，最好的方法就是当季水果多买几种，每天换着吃，掌握多样、多变、不过量的原则，就可以跟我一样，开心吃水果也不会变胖！

用水果当正餐，得不偿失

水果在胃里顶多停留2小时，之后肚子又开始叫了，会让你忍不住吃下更多食物。

尤其当大脑经历饥饿后，会唆使身体追求高油脂的食物，最后反而会增加体重。忍受饥饿只吃水果，结果还变胖，是不是很可怜？

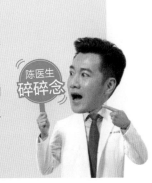

润肠香蕉牛奶

晚上太晚下班，怕吃了正餐会变胖，但是不吃又会饿，就可以吃点水果，再加上这个香蕉牛奶，营养均衡，有饱足感，又可以帮助排便。

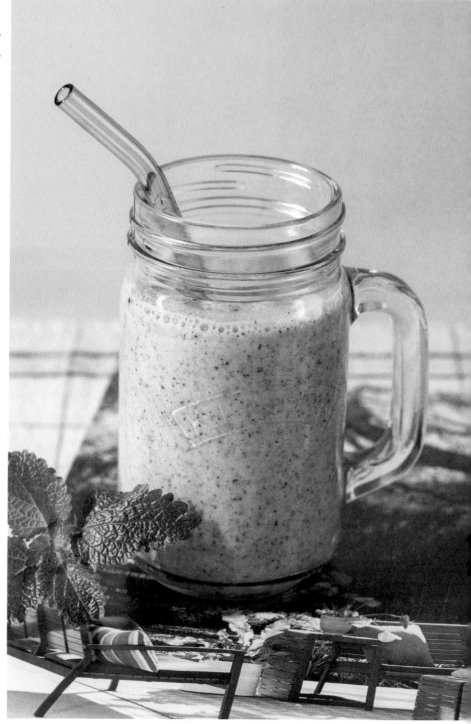

食 材

香蕉 1 根，老姜 2 片，牛奶 300 毫升，芝麻 15 克，蜂蜜 10 毫升

药 材

柏子仁、郁李仁各 10 克，南杏仁 30 克

做 法

1. 香蕉剥皮，切块备用。
2. 将所有食材、药材放入果汁机中。
3. 打碎后即可饮用。

 食用方式

需要时喝一杯。

注意事项

1. 除了香蕉之外，可以加入其他喜欢的水果。
2. 牛奶和蜂蜜可依个人口味，调整分量。
3. 柏子仁、郁李仁、杏仁、芝麻可以购买烘炒过的，风味更佳。

郁李仁

【性味归经】味辛、苦、甘，性平；归大肠经、小肠经、脾经。

【功　　效】润肠通便，下气行滞，利水消肿。

【注意事项】孕妇慎服。

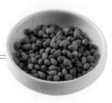

 医师小语

郁李仁有较强的润肠通便作用，且能利尿，服用后，解大便前可能会出现腹部隐痛。

07

爱吃生冷食物的人会有大肚腩

吃冰品、喝冷饮，会让肚子变大、变胖，这是真的！

很多人去找中医师看病，都会问"什么可以吃、什么不能吃"，无论你得的什么病，都会直截了当得到一个答案：冰的不能吃，甜的也不要吃。大家一定很纳闷，为什么几乎每个中医师都"嫉冰如仇"呢？

医生还说，吃冰品、喝冷饮，会让肚子变大、变胖、变老、变丑，真的有这么恐怖吗？告诉你，这是真的！

到底冰的东西会如何残害我们的身体？如果真的想吃，到底该怎么做？如何选择才能让我们不会身受其害？

冰品、冷饮会把寒气直接带进身体

首先，我要厘清一般人对于冰品、冷饮的误解。每当我跟患者讲解养生知识时，他们最常提出的反驳意见就是："冰的进到身体里面，不就和体温一样了吗？"

的确，如果单从温度的角度来看，这样的说法没错。人是恒温动物，冰水进到胃里没多久就会和体温一样，但是不能单从温度讨论，因为人体里有一种无形的东西叫"气"。在中医理论中，我们认为自然界有六个邪恶的力量和人类是敌对的，那就是风、火、暑、湿、燥、寒，所以喝了低于室温的饮料之后，它就会把这个寒冷的邪气直接带进身体里面去，因此身体就受了寒。

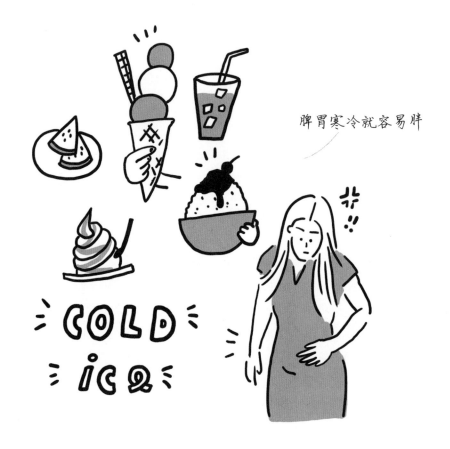

脾胃寒冷就容易胖

　　除了冰冷等低温会给身体带来寒气，属性偏寒的食物也会造成体内的寒邪堆积，比如冬瓜、西瓜、梨、柿子、绿豆等，都是性质较寒的食物，将它们煮熟、加热来吃，还是很难改变不了它们的属性，所以我们常说生冷的食物，不能只局限在温度这个概念，广泛来说应该包括低温或属性偏寒这两个条件。

那么我们身体里面有寒气的话，会产生什么情况呢？**中医认为"百病寒为先"，寒气是导致许多疾病发生的关键因素，只要身体有了寒气，就会百病丛生！**比如关节疼痛、筋骨僵硬、痛经、头痛、手脚冰冷等，都是"寒"惹的祸。

回归正题，这本书主要是锁定减肥，那读者一定又想问，说了一大堆寒气的坏处，到底和瘦身减肥有什么关系呢？

生冷食物会减慢代谢功能，脂肪就会堆积在肚子上

好，重点来了，当你把食物吃进嘴里、吞到肚子之后，我们的身体是如何处理这些食物的呢？从中医理论来说，胃主管受纳，脾主管运化，意思是说，食物会先在胃暂时储存，接下来就交给脾去运送、消化，**因此吃了寒冷的东西，它的寒气首先伤害的就是脾胃，所以胃有寒气的人容易感觉胃胀、胃痛；而脾的部分，也就是胃肠道带寒气的人，消化、代谢和排泄功能都会变差。**

当天气变冷时，我们是不是都喜欢窝在棉被里面，动都不想动，胃肠道也是如此，当给它冰冷的东西时，它也会变得懒洋洋的，不太愿意蠕动，所以就容易引起便秘、胀气，代谢功能变慢。代谢功能一慢，脂肪开始就近堆积在肚子上，水分也会待在肚子里排不掉，对于想减肥的人来说，是不是很恐怖呢？所以说冷饮、寒性食物吃太多，肚子就会越来越大，原因就是如此！

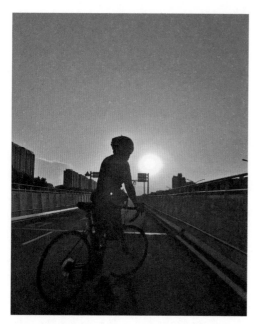

西方人喜欢晒太阳、运动，可以排出身体的寒气，体质和东方人不同

不爱运动、怕晒太阳，体内寒气湿气难排出

有人会质疑，西方人动不动就喝冰的，而且他们生完孩子喝冰水、吃冰激凌也不怕伤害身体，为什么我们不行？这个问题问得好，答案就在于他们是西方人。西方人和东方人的体质本来就不一样，更重要的一点是，他们喜欢晒太阳、做运动，这都是可以排出体内寒气与湿气的好方法。

我们呢？一出门就撑起太阳伞；骑车遇到红灯，赶快躲在有阴影的地方，有些人开车还要戴遮阳帽、穿袖套；去海滩玩水也要把自己包得紧紧的。运动更不用说，现代人要么动静失衡，要么自不量力，没有建立良好的运动习惯，冒冒失失运动反而伤害身体。所以，想要像外国人一样大口喝冰水，就先要好好晒太阳、加强运动！

还有一个小问题要和大家分享，就是吃冰到底能不能治感冒。网上有不少人说孩子感冒了，就买点冰给他吃。我不知道这个说法是从哪里来的。一开始应该是针对喉咙痛、口腔溃疡的小孩，因为口腔和喉咙都非常不舒服，吃不下饭，又怕没体力对抗病菌，因此就想到用冰激凌这种冰冰甜甜的东西喂食，让它经过喉咙的时候，可以冰敷一下发炎的部位，顺便提供身体所需的热量。

如果是上述情况，我觉得还说得过去，两害相权取其轻。但是，有人就把它演变成吃冰可以治疗感冒，肆无忌惮地吃刨冰、喝冷饮。这在中医理论里可是一个大禁忌，一定要改掉！吃点冰激凌确实会让喉咙觉得舒服些，但无法治疗感冒，反而还容易让人长胖。

享受冰品又能瘦的吃法

如果遇到天气热得要命，一直很想吃冰的时候，该怎么办？我来告诉大家几个相对健康的方法，但吃冰品确实不健康，能不吃就不要吃！

1. 不要在错误的时间吃

第一个要注意的就是，不要在错误的时间吃。什么是错误的时间呢？就是吃正餐的前后1小时内，最好不要吃冰品。脾胃若有寒气，肠胃蠕动就会减慢，所以吃完冰品后再吃饭，或是吃完饭后立刻吃冰品，就容易引起肠胃不适，也会影响用餐，造成偏食或是挑食。如果真的要吃，可以选择在两餐之间当作点心。

2. 浅尝辄止

第二个是浅尝辄止。一下子吃太多冰冷的东西，或是吃冰品的频率太高，身体就来不及把寒气排出体外，长此以往，伤脾胃不说，还有可能影响其他脏器，到时候可就不是肥胖这么简单的问题了。所以真的想吃冰品，就少吃一点，或偶尔吃一次没关系。

3. 挑选低热量冰品

第三个重点，则是尽量挑选低热量冰品。刨冰食材多是红豆、绿豆、汤圆、南瓜、芋头等淀粉含量高的食物，如果再淋上浓浓的炼乳和糖水，热量就太高了！冰激凌、布丁等，热量也不低，要注意不要吃太多。建议在选择食材时，银耳、新鲜水果为主，少用糖水、炼乳，改用鲜奶、无糖酸奶来调味，就可以避免摄入太多热量。

网上还有很多方法教大家怎么吃冰品才健康，比如吃慢一点，先把冰含在嘴里，等它不冰了再吞下去；或者是在比较热的中午吃；吃完冰品赶快喝点姜茶驱寒气。我觉得这些方法都会影响吃冰品的心情，最重要的是，吃完赶快去晒太阳、做运动，还是能够瘦的。

吃冰品行不行？东西方大不同

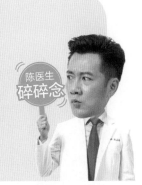

"西方人动不动就喝冰水，而且他们生完小孩吃冰激凌也不怕伤害身体，为什么我们不行？"

这个问题问得好，答案就在于他们是**西方人**，但我们**不行**！

生姜麻油肉片

这道菜最适合冷飕飕的冬天吃，姜可分为老姜、嫩姜，使用老姜最能祛除身体寒气、促进血液循环，搭配香油一起料理，食疗效果更佳。

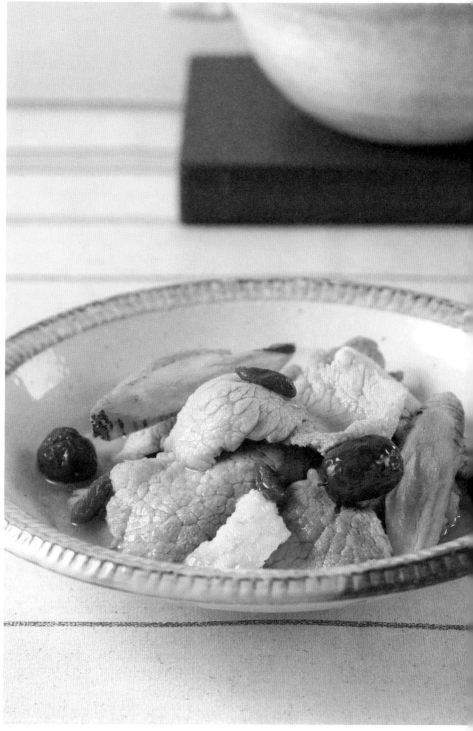

食 材

生姜 30 克，葱白 2 根，瘦肉 300 克，香油（麻油）30 毫升

药 材

黄芪、茯苓各 15 克，枸杞子 10 克，红枣 3 颗

调 料

盐少许

做 法

1. 生姜切片，葱白切段，瘦肉洗净后切片。
2. 将香油倒入锅中，加入姜片、葱白段拌炒，直到姜片、葱白段表面略焦。
3. 加入肉片继续拌炒，直到肉片表面略熟。
4. 将水加入锅中，再放入黄芪、茯苓、枸杞子、红枣。
5. 先用大火煮滚，再转小火继续煮约 30 分钟。
6. 加盐调味，即可食用。

(!) 注意事项

1. 肉片可以依自己的喜好选择，猪肉、羊肉、牛肉皆可，羊肉性温，效果更佳。
2. 香油可酌量加减。

茯苓

【性味归经】味甘、淡，性平；归心经、肺经（呼吸系统、皮肤）、脾经、肾经。

【功　　效】利水渗湿，健脾和胃，宁心安神。

【注意事项】1. 经常腹泻、尿频的人少吃为宜。
　　　　　　2. 汗多的人食用会损元气，要尽量避免。

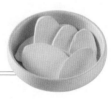

四神汤中就有茯苓。它有"四时神药"之誉，因为不管是哪种邪气入侵，皆能发挥功效，且四季都可以使用，也是适合入菜的健康药材。主要功用为辅治消化不良、晕眩、心悸、失眠等症。

08 喝水会变胖，减肥时不能喝太多水吗

喝水也会胖！你是外星人吗？其实喝得太少，反而会造成水肿。

人体70%是由水分组成的，喝水对身体的重要性，不用我多说，大家应该早就耳熟能详了。水是自然界中最好的溶剂，也是体内环保不可或缺的一环，任何养分要送入细胞、废物要排出体外，都得靠水分来运送。

如果你正在减肥，对于该不该多喝水可能会感到矛盾，因为你一定听说过：喝水会胖。可能你自己也曾经历过，明明吃得不多，但是只要喝水之后体重就会增加，早上起床时，脸也肿了，吓得都不敢喝水了。到底减肥期间能不能喝水？这一章节我就帮大家解惑，告诉大家如何聪明喝水来帮助减肥。

喝水都会胖？除非你是外星人

很多人认为喝水会胖，我只能摇头叹息，这个观念真的很荒谬！大家不要再自己吓自己了。稍微动点脑筋想一下，如果真的喝水会变胖，那这个人一定是特殊体质，也许就是所谓的外星人吧！

因为水完全不含任何热量，身体竟然还可以把没有热量的水转变成脂肪，是不是太不可思议了？**喝水会增加体重，只是水肿而已。**那我们要如何分辨水肿和肥胖呢？最简单的方法，就是用手指按一下脚踝内侧的皮肤，如果皮肤无法立刻回弹，需要2～3秒才会恢复，那就很有可能是水肿。

想要更准确地知道到底是水肿还是变胖，量体脂肪立见分晓。现在很多市售的体重秤都有量体脂肪的功能，站上去不用几秒钟，体重、体脂肪就可以一览无遗。**如果体重增加、体脂肪没有增加，那可能就是水肿；假使两者同时增加，就是变胖了。** 不过，不管是水肿还是变胖，不要担心，只要照着我的方法做，都是可以解决的。

水肿不是因为水喝得太多，而是水分无法排出体外

在门诊中，我常鼓励患者多喝水，但是大家都有一个疑问，没怎么喝水就已经水肿了，再多喝一点，不就肿得更厉害了吗？其实水肿不是因为水喝多了，而是水分无法顺利排出体外，水肿恰恰反映出身体代谢功能出了问题，或是有潜在疾病，其常见原因可以归纳为以下几个：

原因 ❶ 疾病所致

肝硬化、心脏衰竭、肾脏疾病，因为身体功能的衰退导致水分无法顺利排出，造成水肿。这些患有严重疾病的人，一定要遵照医生的指示严格控制水分的摄取；也有人因为吃药引起水肿，通常停药后就没事了。另外，如果只是单纯脚肿，要注意是不是深静脉栓塞、蜂窝组织炎、淋巴阻塞或是痛风等疾病，倘若出现这些状况，一定要尽快就医，以免影响病情。

原因 ❷ 饮食的影响

上班族经常在外就餐，常会误入高钠的陷阱，重口味的食物盐分偏多，腌渍的肉类、罐头、酱菜、调味料（番茄酱、沙拉酱等），都是高钠食品，一旦吃下肚，身体为了使钠离子的浓度维持恒定，会让水分滞留在体内，因此造成水肿。而甜点、饮料这些高糖食物，会导致胰岛素急速分泌，同样也是体内钠离子失衡的凶手之一，后果是造成下半身水肿。

原因 ❸ 女性的宿命

女性在排卵后到月经前这一段时间，通常会有周期性的水肿，这是因为体内黄体素浓度提高所致。另外，服用避孕药、注射排卵药，都可能引发水肿。同时这也是为什么月经后会瘦得比较快的原因，其实减下来的体重就是月经前滞留在体内的水分。

原因 ❹ 体质问题

从中医角度来看，五脏六腑出现问题都有可能造成水肿，尤其是脾气虚和肾气虚的人。吃东西不规律、有一餐没一餐，正餐不吃却又喜欢喝冷饮，都可能变成脾虚体质。而肾气虚的人，通常是过度劳累、晚睡或熬夜、久病、重病所致。体质有问题，就算正常喝水，也有可能会水肿，所以一定要把不良的饮食和生活习惯改掉，把体质调理好，才能避免水肿的发生。

原因 ❺ 水喝得不够

最后一个原因，也是很多人感到困惑的，那就是喝水量的问题。我们需要喝水，是为了让体内细胞正常工作，补充每天呼吸、流汗和尿液所排出的水分，再加上体内很多化学反应都是以水当作介质来进行的，因此水要喝够，身体才会健康。

有人会问都"水肿了还要多喝水？"原始时代，当人类还住在山洞里的时候，喝水并不是件简单的事，要喝水可能要等下雨，或是走到很远的地方去取水，以致常常处于缺水状态。**所以身体演化出一种自我保护的模式，就是在喝水量不够的时候会启动存水机制，让水分尽量保存在体内不被消耗掉，因此水喝得不够多，反而会发生水肿。**

一天饮水量：大约是体重数值的 30 倍

正常情况下，成年人一天的喝水量大约是体重的30倍（这里的体重按千克计算，水的单位按毫升计算）。假如你的体重为50千克，那就需要摄取50×30=1500毫升的水分，如果是正在减肥的人，则要补充50倍体重的水才够，也就是要喝下2500毫升的水，脂肪代谢与体内废物的排出才能正常进行。

在我的门诊中，屡见体重突破百公斤的人，当他们听到一天要喝超过5000毫升的水时，总是很惊讶地问："喝那么多水会不会水中毒？"其实水中毒的例子很罕见，但是喝水太快，真的会出问题，因为人体在流失水分的同时，也会失去电解质，尤其是钠、钾离子，如果水分一下子补充太快太多，会进一步稀释电解质，这时就会产生所谓的水中毒现象。

倘若血钠太低，会产生头痛、昏睡、神志不清、感觉迟钝等现象，严重一点还可能导致身体麻痹、癫痫甚至昏迷，所以在补充水分时，**切记，一小时不可喝超过1000毫升的白开水**，如果是大量流失水分的情况下，一定要连同电解质一起补充，如运动饮料或是补液盐溶液都是很好的选择。

养成每半小时补充 200 毫升水的习惯

等口渴的时候才想到喝水，提示身体已经缺水一段时间了，才会下达口渴的信号，因此我建议要养成定时补充水分的习惯，**每半小时喝200毫升，少量多次慢慢喝。**可以测量一下平常用来喝水的杯子的容量，或是使用有刻度的水壶来装水，就能方便地掌握进水量。

如果怕晚上喝太多水，半夜会起来上厕所，或是隔天起床眼皮肿，可以在晚上喝水时把量减少到每半小时100毫升，或是再少一点，但是千万不要完全不喝水，一旦身体启动保护机制，有可能让你隔天起来照样肿得像猪头。

有一句谚语，"水能载舟，亦能覆舟"，套用在喝水这件事上非常贴切，人必须喝水才能维持身体功能的正常运作，发生水肿一定有原因，好好把水肿问题找出来并彻底排除，才是一劳永逸的好方法。别担心，水喝对了能更好地瘦身。

补肾利水方

冬瓜蛤蜊汤

冬瓜有清热消暑、利尿消肿的作用，赤小豆也具有消肿的功用，加上富含牛磺酸的蛤蜊，可以补充体力、退火补肝，所以这道汤品非常适合经常水肿的女性。

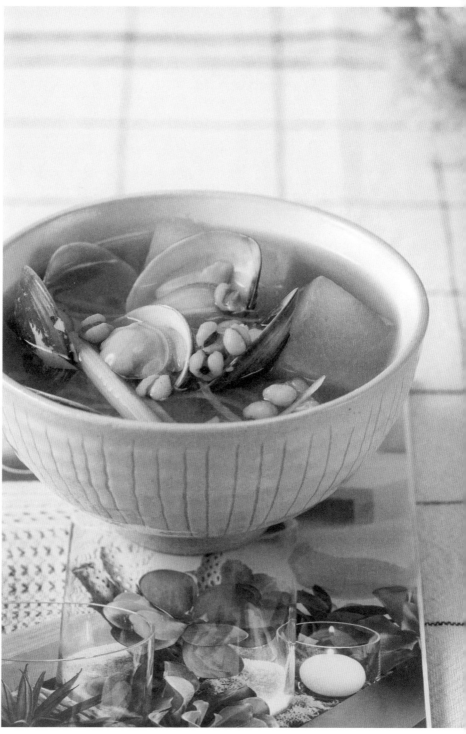

食 材

葱白 2 根，生姜 10 克，
蛤蜊 15 个，薏米 30 克，
冬瓜 200 克

药 材

黑豆、赤小豆各 20 克

调 料

盐少许

做 法

1. 黑豆、赤小豆放入纱布袋；生姜切丝；葱白切段；冬瓜切块；蛤蜊洗净；薏米泡水。

2. 将纱布袋和薏米放入锅中，加水 2000 毫升。

3. 先用大火煮滚，转小火继续煮约 20 分钟。

4. 将冬瓜块放入锅中，煮约 5 分钟。

5. 放入蛤蜊、姜丝、葱白段，煮到蛤蜊全部张口。

6. 关火，加盐调味即可食用。

🥣 食用方式

每周 2 ~ 3 次，白天喝。

黑豆

【性味归经】味甘，性平；归脾经、肾经。

【功　　效】美容养颜，补肾，明目，乌发。

【注意事项】1. 经期常延迟的女性不建议食用。

　　　　　　2. 肠胃功能不良者慎食。

　　　　　　3. 小儿不宜多食。

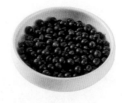

黑豆富含花青素，具有抗氧化、清除自由基的作用。将黑豆榨汁，连皮带渣一起食用，可摄入丰富的膳食纤维及蛋白质。也有不少女性产后喝黑豆水发奶及瘦身。

误入歧途篇

避开陷阱，人生别再一直减肥了

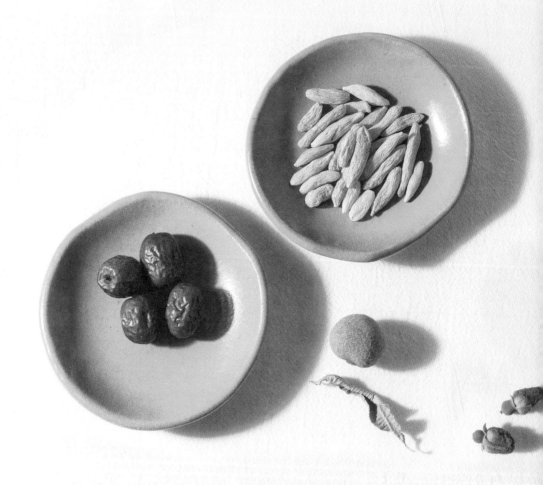

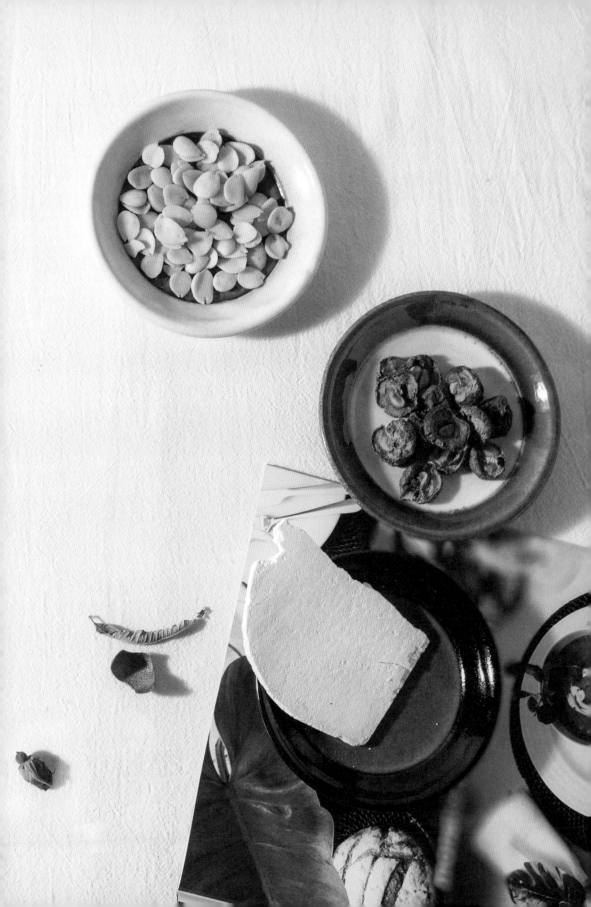

01

变胖真的怪嘴馋？
请先厘清嘴馋的
原因

嘴馋往往是减肥大敌，
若无法克制，4 种健康
零食可以让你"贪吃"
一下！

我在减肥门诊中发现，大多数胖子之所以会变胖，关键还是嘴馋惹的祸。这些人由于口腹之欲过于强烈，总是在吃完正餐之后再来些甜点、零嘴，才能补足肠胃里的那一份空虚感。尤其是冬天，更想多吃点东西来对抗寒冷，因此越吃越胖。

减肥最痛苦的时候，就是好不容易瘦个几斤，却管不住自己的嘴，无时无刻都想要吃东西，但又担心吃了会前功尽弃……这种身心煎熬的感觉真的很可怜，那到底该怎么办才好呢？别烦恼，这一章节就会告诉大家，如何区别肚子饿和嘴馋；万一真的嘴馋了，可以吃些什么来满足食欲，但又不会对身材造成太大的负担。

在进入主题之前，我建议要先弄清楚嘴馋和肚子饿两者有什么不同。这两种情况的原因不一样，解决的方法也大相径庭！

如何区分肚子饿还是贪吃

如果你在吃完正餐的2～3小时之后，胃部微微感觉到胃酸开始分泌，然后肚子咕噜咕噜叫，那应该是肚子饿了，这个时候的确需要吃点东西，千万不要忍着，因为胃酸一直在分泌，胃又空空的没有东西让它消化，这样对胃是非常不好的，甚至会发生头昏、发抖、无力等低血糖症状。

对于正在瘦身减肥的人来说，肚子饿会使代谢变慢，如果不好好吃东西，反而不利于瘦身，但是也不能因为肚子饿就乱吃。

另一种情况是嘴馋，最常发生于坐在沙发上看电视，或在办公室用脑过度时。人会莫名其妙地突然想要吃点东西，其实根本不是因为饿，只是嘴巴想动一动而已。嘴馋通常是由外在原因引发，例如无聊，或是刚好看到美食节目，或者走在街上闻到食物的香味。这时唾液开始分泌，就会想吃点东西。嘴馋是减肥的大敌，当这种情况发生时，就要想办法忍耐，克制自己想吃东西的欲望。

两餐之间无法维持饱足感，就会老想吃东西

如果每次都是在两餐之间觉得肚子饿，那我建议正餐一定要吃饱。这点很重要！如果正餐能营养均衡、吃够分量，而且让这个饱足感至少能够维持到下一餐之前，这样想要找东西吃的欲望可大大降低。那怎么吃才能维持饱足感呢？

其实在各类营养素之中，蛋白质最能维持长久的饱足感，也是人体的必需品，更是构成肌肉的重要来源，因此在均衡的大原则下，我建议在三餐中可以多摄取一些蛋白质类的食物，如鸡肉、鱼肉、豆类、蛋等，能够提供身体足够的热量，同时减少两餐之间出现的饥饿感，自然就不会想吃零食了。

为减压而吃，很容易把胃撑大

讲到正餐，有一点要特别提醒，很多人常常心情不好就乱吃东西、暴饮暴食，或是一有压力就用吃来发泄，一不小心很有可能会进食过量。次数多了，容易把胃撑大，胃容量扩大后即使恢复正常的食量，也总会觉得没有吃饱，想在正餐后吃更多东西来填满它。所以，为了自己能够维持正常的食量，要尽量避免在压力下进食。

有时候以为肚子饿了，其实你只是口渴

另外，有时候以为肚子饿了，其实只是口渴而已，因为口渴和肚子饿，在大脑里是用同一种神经传递物质来传送信息。如果水喝得不够，大脑在发出信号的同时，有可能会误判以为是肚子饿了，所以在正餐之间出现饥饿感的时候，可以先喝杯水测试一下，若喝了之后就不饿了，那就是口渴。

上述只是亡羊补牢的方法，最好还是养成多喝水的习惯，每半小时喝200毫升左右，才不会让你因为误判而多吃了东西！

如何抑制自己贪吃的冲动

如果肚子没有饿的感觉，却一直很想吃东西，那就代表只是嘴馋而已。有人说一直很想吃某种东西，就代表身体缺少这种食物所提供的营养素，但临床上并没有研究可以证明，因此大家不要道听途说，把自己的贪吃合理化。如果因为情绪或是无聊等因素，让你忍不住一直想要吃东西，该怎么办呢？我整理了四种方法，嘴馋时不妨试试。

◆ 多多刷牙

虽然说三餐饭后要刷牙漱口，但是如果要达到抑制食欲的效果，就在很想吃东西的时候，赶快去刷牙。牙膏那种清凉的气味可以冲淡食欲，让头脑清醒；可以把它想象成牙齿痒了，要用牙刷去抓痒，这样再嘴馋的时候，就会记得去刷牙了。

◆ 眼不见为净

现在，不论在各大社群或是朋友圈，都可以看到很多美食照片，这些视觉刺激也是引发食欲的因素之一，所以最好不要经常点阅美食图片，没看到就不会想吃！

你可能会说，买回来放着没关系，等想吃的时候再拿出来吃一点点就好。哈哈！有可能吗？不要再欺骗自己了好吗？就算一天只吃一点点，总有那么一天，它们会全部进到你的肚子里，所以不要看、不要买，就不会吃！

◆ 转移注意力

通常想吃零食的时候都是因为处于极度无聊，或是焦虑烦躁之中，这个时候应该做一些其他事情，来转移想吃东西的注意力，例如散散步、听音乐、找人聊天或是换个环境，都可以消除想吃的欲望。

◆ 记录饮食清单

很多人都有写日记的习惯，除了写下心情之外，也可以记录每天的饮食内容，因为吃零食的时候，多半都是不经大脑思考的，因此在写的过程中可以重新检视每天吃进肚子里面的东西，以此来提醒自己，"三思而后吃"！

做到这四点，你可以做到不贪吃

1 多刷牙	想吃东西的时候就去刷牙，牙膏清凉的气味可以冲淡食欲。
2 眼不见为净	不要看、不要买，就不会吃！
3 转移注意力	做其他事分散注意力，例如散散步、听音乐、找人聊天或是换个环境等。
4 记录饮食清单	记录每一天的饮食内容，每天检视提醒自己。

嘴馋时可以吃的 4 种健康零食

到底嘴馋的时候可以吃哪些东西呢？接下来我要推荐大家4种健康零食：

第一个是纯度75%以上的黑巧克力。浓郁的可可味道可以降低对食物的欲望，同时黑巧克力中含有适量的油脂，在胃中消化的速度非常慢，能较长时间维持饱足感。

第二个推荐的食物是原味水果干。如果手边有新鲜水果当然最好，但是有人会觉得吃水果没有像吃零食一样的快感，因此我建议可以吃水果干。能自己做最好，其实方法很简单，只要把水果烘干之后剪成小块，再混合一些坚果进去，就是健康又美味的零食了。如果是买现成的，要注意有没有加糖或是其他添加物，否则很容易吃成胖子又伤身体！

第三个健康的零食是无糖酸奶。酸奶中富含蛋白质和益生菌，不但营养丰富又有助于消化吸收，再加几颗坚果一起吃，营养更均衡，还可以增加饱足感，吃一点就能够让你度过嘴馋的时光。

最后一个要推荐的是非油炸海苔。海苔富含维生素和矿物质，特别是碘的含量很高，同时脂肪含量低，就算多吃也不用担心发胖。但要注意的是，有些市售海苔在制作过程中是用油炸的，而且加了过多的盐，买的时候要看清标示，才不会误踩地雷。

陈医师推荐的健康零食

非油炸海苔

无糖酸奶

黑巧克力

原味水果干

　　是人都会嘴馋，所以不用有太大的罪恶感，重点是要知道嘴馋的原因。如果真的非吃零食不可，那就挑选上面所说的几个来吃，找对方法，一定可以越吃越瘦！

自己的胖自己救

　　有人说："岁月是把杀猪刀，黑了木耳，紫了葡萄，软了香蕉；时间是把猪饲料，瘦了衣裳，肥了蛮腰。"我说："你要把自己当猪，怪谁？"

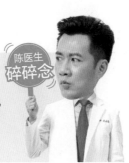

陈医生
碎碎念

健康好零食

综合美味果干

自制果干吃起来虽然甜度比一般水果高，但因为是使用天然的水果制作的，还是比其他零食更健康，搭配枸杞子和黑巧克力一起吃，口感更丰富。

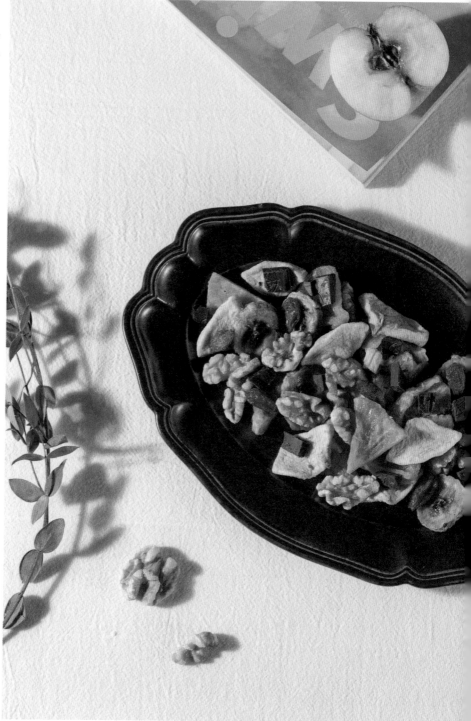

食材

菠萝 1/3 个，柠檬、苹果各 1 个，香蕉 2 根，黑巧克力 100 克，核桃仁 50 克

药材

枸杞子 50 克

 食用方式

嘴馋的时候食用。

做法

1. 苹果洗净，去皮除核，切成厚约 1 厘米的片；菠萝、香蕉去皮后切片；巧克力和核桃仁切碎。

2. 将柠檬挤汁，加入 250 毫升开水中。

3. 苹果片、香蕉片浸泡至柠檬水约 15 分钟。

4. 烤箱以 100 ～ 120℃预热。

5. 将所有水果片稍微擦干后，平铺在烤盘上，以 100 ～ 120℃烘烤 1 ～ 2 小时；过程中适度翻面，直到干燥为止。

6. 枸杞子洗净、沥干，放入电锅中蒸约 30 分钟。

7. 将果干剪成小片状，与蒸好的枸杞子、黑巧克力碎、核桃碎混合，即可食用。

注意事项

1. 水果可以依个人喜好更换，猕猴桃、梨、桃子都很适合做成果干来食用，但梨、苹果、香蕉这类容易变色的水果，烘干前要先浸泡柠檬水，成品的颜色才会比较好看。

2. 梨、苹果的果皮，不至于难以下咽，可以洗干净后直接制作，不一定要削皮。

3. 如果家里有风干机，可以设定约60℃，风干10～12小时。低温风干能够保留更多的营养成分，但耗时较长，可以自行选择制作方式。

4. 黑巧克力要选择纯度至少70%以上的，以免糖分过高。

02

减肥必须戒淀粉？不吃淀粉也未必能瘦

无糖饮食一开始体重确实降得很快，但这只是脱水现象，并不是真的减掉脂肪。

有一次在诊所附近餐厅吃饭，这家餐厅是一间专门卖盖饭的地方。顾名思义，盖饭就是碗底装上白米饭，上面则铺满了配菜。比如说猪排盖饭、鲑鱼盖饭，都是我很喜欢吃的。个人觉得这真是相当简单方便的一道料理，让我这种懒人省去很多点菜的时间。

在我等待享用美食的同时，隔壁桌来了几位年轻可爱的女孩。她们七嘴八舌讨论要吃什么，其中一个女孩抱怨说："我正在减肥，不吃淀粉只吃肉，干嘛要约这种都是饭的餐厅？"减肥不吃淀粉？还只吃肉？我心里充满了问号！努力克制自己想走过去给她们上一堂减肥课的欲望……

淀粉＝脂肪？真的是大误会

在我的减肥门诊中，也曾经有人问我，减肥的时候到底能不能吃淀粉？吃淀粉是不是很容易变胖？已经有段时间没吃米饭和面了，为什么还是瘦不下来？你是不是也有同样的疑问呢？

我想大部分人都有一个根深蒂固的误解，就是"别吃淀粉，因为淀粉的本质是糖（碳水化合物），糖又会变成脂肪，导致体重上升"。听起来似乎很有逻辑，但在我看来，这样的观念绝对是错误的。请想一想，如果吃米饭真的会变胖，那么世界上以米饭为主食的亚洲人，不就全都变成胖子了吗？

再看看生活在日本、中国、韩国等地的东方人，和生活在欧美的西方人，站在一起，谁看起来更苗条呢？

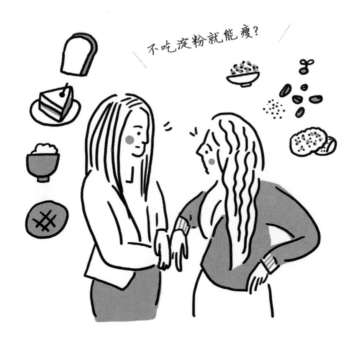

不吃淀粉就能瘦？

东方人主食以米面为主，搭配蔬菜或肉类。环顾全球，食用淀粉最多的民族，多半是身材匀称且长寿的人。研究发现，以淀粉为主食的人罹患慢性病的比例非常低，虽然这些人吃了大量的淀粉，却比其他地区的人更健康。

会让人发胖的淀粉是指过度加工的淀粉

那么再来深入探讨一下，为什么近年来大众会有"吃淀粉不健康、吃饭会胖"这样的误解呢？其实问题在于大家只注意到"淀粉"这两个字。**在医学临床研究中，会让人发胖的是指精制淀粉，而精制淀粉就是**

稻米或小麦经过加工，除去外层的表皮，只留下淀粉颗粒等制成的主食类食物，比如面条、面包、白米饭、糕点这些东西。

现代人喜欢好吃又好看的食物，所以谷类都被过度加工了，例如吐司就要吃白白软软的；米要买白白净净的，如果看起来灰灰的、带点壳的就无人青睐。其实这种颜色暗沉、卖相欠佳的糙米，反而对健康非常有益，"吃淀粉不健康、吃饭会胖"这样的言论，搞得大家都不敢吃任何主食，根本就是一竿子打翻一船人啊！

举例来说，热量同等的蛋糕和排骨便当，哪一种更容易让人发胖？我想答案很明显，吃蛋糕更容易发胖！一样的热量，它们的差别在哪里呢？关键就在于"精制"！

越精加工的食物越看不到食材本来的面貌，排骨便当至少能够分辨出米饭、排骨和搭配的蔬菜；蛋糕则因为过度加工，所以看不太出来里面用了哪些材料。精制淀粉吃到肚子里面，血糖很快就会上升，身体里的胰岛素就得赶快分泌，让血糖降下来。这些血糖会暂时变成肝糖原储存起来，以备平时活动所需，如果这些肝糖原用不掉，就会变成脂肪堆积起来，当然就会发胖了。

假如吃进肚子的是非精制淀粉，血糖会慢慢上升，胰岛素也不用急着大量释放，因此血糖值会一直维持在一个小幅波动的范围，身体就不会有太大的负担，也不会有过多的脂肪堆积，所以不容易变胖！

很多人说："陈医师你乱讲，我不吃淀粉几天就瘦了很多，而且一开始吃饭马上就胖了，你还说吃淀粉不会胖？"先别急，让我来揭开真相。

采取不吃淀粉食物激进减肥的人，的确发现自己的体重会很快掉下来，但这个情况其实并不是减去了大量脂肪，而是当身体缺乏淀粉的时候，会开始燃烧肝糖原，发生了脱水现象而已；当你喝水或是恢复吃淀粉时，这些水分又回到身体里面，体重自然原地不动。

不吃淀粉的 3 大不良后果

另外，不吃淀粉除了会瘦得不健康之外，还可能有3大后遗症！

后果 ❶ 心情变得低落，每天都觉得很沮丧

当我们心情不好时，其实和人体分泌的一种叫"血清素"的物质含量过低有关，而淀粉类食物可以协助合成血清素，不但能让我们维持愉悦的情绪，还可增加抗压力，避免因为压力过大而暴饮暴食。因此，每日适量摄取淀粉可使心情愉快。

后果 ❷ 会让正在减肥的人难以坚持

中国人习惯以米饭或面食等淀粉类食物为主食，如果真的要靠不吃淀粉来减重，很难坚持，等到受不了淀粉的诱惑，又会开始大吃特吃。控制体重、维持身体健康是一辈子的事，而这样反反复复，一下子吃淀粉，一下子又不吃，对减肥毫无助益。

后果 ❸ 容易无意间摄取更多的热量

如果用完全不吃淀粉的方式来减肥，会常常觉得肚子空空如也，更容易吃大量的零食来缓解这种空虚，不知不觉中就会摄取过多的热量，减肥计划当然以失败收场，身体也变得更不健康。

减肥的第一守则：一定要吃饭

看完以上所述，是不是觉得很恐怖？不吃淀粉竟然有这么多的坏处。有人就会接着问："那吃淀粉有什么好处？"来找我减肥的人，我给他们的第一守则就是：一定要吃饭！淀粉其实有助于减肥。

大家都知道淀粉就是"复合碳水化合物"，需要经由唾液或是肠胃中的酶分解，才可以变成葡萄糖供能，和甜点等精制碳水化合物相比，淀粉更能维持饱足感。另外，淀粉除了能稳定提供身体所需的热量，还有助燃烧脂肪，并避免在产生热量的过程中消耗维持肌肉所需的蛋白质，协助身体保持基础代谢率。

淀粉绝对是维持身体健康的重要物质，此外，它还有两大好处：

优点 ❶　吃淀粉可以满足口腹之欲

我常告诉患者说："减肥不需要饿肚子，想减肥就要从吃饱开始！要吃饱才有体力减肥！"

但是，这也不代表可以乱吃。人控制不了饥饿感，但可以把控餐盘里装的食物。营养要均衡，淀粉、蛋白质、膳食纤维样样不能少。有学者比较主食（碳水化合物）、蔬菜、水果对胃的影响，结果发现主食能挨好几个钟头，但蔬菜、水果很快就消化了。换句话说，吃饭撑得久，但如果只吃蔬菜或水果，很可能过一会儿就饿了，然后再去找其他东西吃，反而对减肥没有帮助。

优点 ② 淀粉是促进身体启动新陈代谢的关键

淀粉属于大分子糖类，进入体内被酶分解成葡萄糖。葡萄糖是所有细胞的主要热量来源，特别是心脏、大脑和神经系统。因此每天都要吃淀粉，才能维持身体的正常运作，体内的脂肪才可以完全被氧化代谢。

一般成年人一天需300～500克的淀粉类食物。由于淀粉是身体优先使用的热量来源，适量摄取并不会让我们变胖。事实上，现代人的淀粉问题并非出在正餐吃了太多，而是三餐之外的点心、饮料和消夜过量。所以，若能戒掉三餐以外的零食，自然会瘦下来。

含有抗性淀粉的食物可以多吃

既然淀粉有这么多好处，那我们该怎么选择正确的种类呢？有一个小细节要特别注意，**就是要多吃含有抗性淀粉的食物。**

大部分的淀粉会在小肠快速消化吸收，以提供热量，但**抗性淀粉就是不容易被小肠消化吸收，但是到大肠之后可以被肠道内的益生菌利用，它具有类似膳食纤维的功效，可控制血糖、调节血脂、帮助肠道蠕动、促进排便。**

抗性淀粉哪里含量最多？简单而言，就是颗粒完整且外壳粗糙，未精加工的全谷类和豆类，如种子、豆类、糙米及紫米等。 在主食的选择上，可以挑选未过度加工的糙米、燕麦或杂粮面包，来取代白米饭、白吐司。也就是说，有糙米饭就不要吃白米饭，有全麦吐司就不选白吐司。

抗性淀粉会因温度变化而有所增减，煮熟的食物放凉之后，抗性淀粉含量较高。例如寿司、冷饭、冷面、冷却的熟玉米、冷却的熟土豆等食物，都是不错的选择。

虽然选择抗性淀粉更容易成为瘦子，但也不要无限量吃到饱。要打造瘦子体质还是要懂得自我节制，不能大吃大喝，必须适可而止，这样你就离变瘦不远了。

最后，我还是要不厌其烦地提醒大家，**饮食均衡是健康的不二法则，淀粉、蛋白质、膳食纤维缺一不可。**再重复一次，减肥真的不用饿肚子，要吃饱才有体力减肥！依照我的方法，你就可以吃得饱，又能瘦得健康！

日常生活中常见的抗性淀粉来源

	选择 ⭕	不选择 ❌
第一类	未精加工的全谷类和豆类，如种子、豆类、糙米、紫米、燕麦、杂粮面包等	白米饭、白吐司等精加工淀粉制品
第二类	煮熟的食物放凉: 寿司、冷饭、冷面、冷却的熟玉米等	刚煮熟或是反复加热的米饭、面食

香蕉糙米豆浆

口感香浓滑顺的香蕉糙米豆浆饱足感十足，除了运动后用来补充体力，也可以当作早餐或是消夜食用。

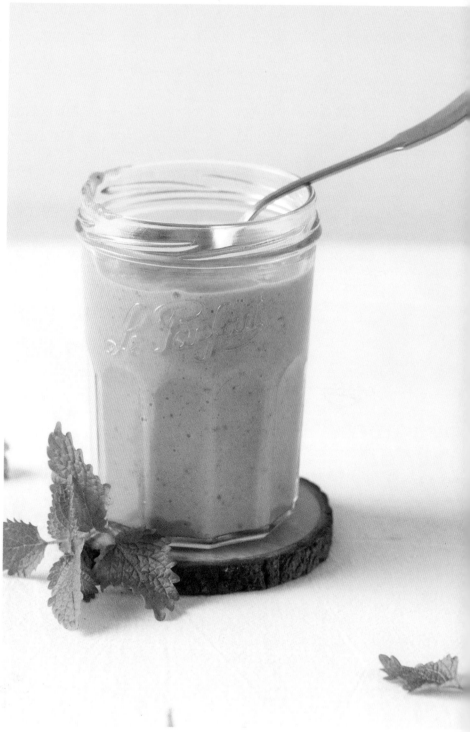

食 材

糙米 60 克，香蕉 1 根，
豆浆 300 毫升

药 材

枸杞子 15 克，红枣 3 颗

做 法

1. 红枣去核；香蕉剥皮；枸杞子泡水。

2. 糙米洗净，加水浸泡 30 分钟后，放入电锅中，倒入适量水，外锅加一杯水煮成糙米饭。

3. 将所有食材和药材放进果汁机中，搅打成糊状，即可饮用。

 食用方式

运动后喝一杯。

红枣

【性味归经】味甘，性温；归脾经、胃经。

【功　　效】补中益气，养血安神，缓和药性。

【注意事项】因含有较多糖分，糖尿病患者要慎食。

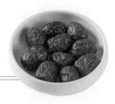

 医师小语

俗话说"天天吃红枣，一生不显老"。红枣营养丰富，可泡茶、煮汤，一年四季皆可食用。除了养颜防衰，还能护肝、补气养血。

03

想要瘦得快、增加肌肉量，真的要多吃肉吗

不运动还大口吃肉，结果只会变得更胖，诀窍是少吃红肉，多吃白肉。

我记得曾经有个患者来找我减肥，劈头就说："陈医师，我从小到大就爱吃肉，才会变成这样，后来改吃素了，想瘦一点、健康一点，结果更胖了。你一定要帮我呀！"

大家一定有同样的疑惑，减肥到底该不该吃肉？有人说肉吃太多会变胖，也有人提倡减肥就要多吃肉；有人说吃素对变瘦有帮助，也有人说吃素其实会更胖，真是众说纷纭。那到底真相是什么呢？吃肉跟减肥之间到底有什么关联性呢？又该如何吃肉才能越吃越瘦呢？

吃肉长肌肉？当然不会

常听人说，想要瘦得快，就要增加肌肉量，所以要多吃肉才会长肌肉。肌肉与基础代谢率的关系，前面的章节已经探讨过了，在这不做赘述。至于吃肉或是高蛋白的饮食，身体就会把它转化成肌肉吗？答案是：当然不会！

会有这样的说法，是因为在进行高强度的有氧运动，或是力量训练之后，增加蛋白质的摄取量可以帮助肌肉恢复在训练过程中的耗损。简单来说，就是运动后多吃蛋白质类食物，能增强肌肉组织的修复，但这个量是多少，也没人说得准。

很多人不明就里，就把它理解成运动后吃蛋白质会长肌肉，甚至更简化为"吃肉会长肌肉"。于是不管有没有运动、是不是处于运动后，很多人就开始拼命吃肉，或是喝高蛋白饮品。要知道，人体储存热量的主要形式是脂肪，也就是说，摄取过多的蛋白质，如果用不掉，就会变成脂肪堆积起来，所以，运动后适度多吃点肉，对于肌肉修复是有帮助的，但是没有运动就大口吃肉，结果当然是变胖。

无肉令人瘦？吃素减肥充满地雷

看完前面的叙述，就有人抢先下了结论："既然肉吃多了会变胖，那吃素总可以吧？而且大文学家苏轼也说过，'无肉令人瘦'，不吃肉应该就会变瘦了。"

在营养均衡的状况下，少吃点肉的确不易发胖，但是你知道吗？吃素对于减重的人来说，其实是充满地雷的，像是素食餐点为了模拟肉类的口感，大量使用豆腐、豆干、面筋、面肠等大豆蛋白制品或谷类加工食品，并在制作过程中添加过多的油脂、糖类和钠等调味料，导致这些"素肉"变成高热量低营养的食物，吃多了不但无益减肥，更不利于健康。

除此之外，吃素的人因为不吃肉类，所以在烹调蔬菜时会以红烧、糖醋或沙茶等重口味的料理方式来增添它的美味，这些引起食欲的油脂和调味料，也是变胖的隐形杀手。有些人更极端，除了不吃肉，干脆菜也不煮了，餐餐都吃生菜沙拉，但沙拉酱隐藏热量危机，而且这种过度偏颇的饮食习惯，长久下来会让体质变得虚寒，导致代谢减慢，反而更不容易瘦下来。

几个原则让你吃肉也能瘦

既然肉吃多了不行，素食也会踩到地雷，那该怎么办呢？接下来我就来告诉大家，肉要如何吃才健康，而且能越吃越瘦。

原则 ❶ 白肉优于红肉

第一个原则是少吃红肉，多吃白肉。红肉包括猪肉、牛肉、羊肉等，这些肉类要带点油花才好吃，但不要吃太多，因为脂肪在后面虎视眈眈、伺机而动。如果想吃肉，优先选择去皮鸡肉、火鸡肉等家禽，或鱼类、虾等海产品，它们属于低脂肪、高蛋白的白肉类。特别要提醒，鸡皮、鸭皮的脂肪含量很高，能不吃就不吃。

原则 ❷ 清蒸水煮比较好

第二个原则是要注意烹调方式。鸡肉、鱼肉的脂肪含量虽然低，但是如果做成炸鸡块、炸鱼块，热量可不输牛羊肉！所以要用对烹调方式，才不会辜负低脂肉类的恩惠。像海鲜类就可以直接清蒸，不需要用油，又可以保留鲜甜风味；鸡肉则水煮，然后撒上一点盐和胡椒粉，就很好吃了。

原则 ③ 少放调味料

第三个原则是少放调味料。中式料理里有很多肉类知名菜肴，比如东坡肉、梅干扣肉等，先不说那几层肥肉有多吓人，烹调时又加了许多的酱油和大量的冰糖，再经过小火慢炖之后，变得又甜又黏，只要吃一口，就会同时吃下大量的脂肪、盐分和糖分，很恐怖！

另外，很多正在减肥的人只敢吃鸡胸肉，它的脂肪含量低，但煮过后又干又柴，所以有些人会用烧烤的方式来料理。搭配烧烤的调味酱或是烤肉酱，高盐且多油，不但会造成水肿，还会增加心脏和肾脏的负担。所以，我建议清淡调味就好，这样更能吃出食物的原味。

原则 ④ 量，适可而止

最后一个原则就是要适可而止。白肉虽然是优良的蛋白质来源，但是我要再强调一次，蛋白质摄取太多，还是会变成脂肪囤积起来。不只是动物性蛋白质，素食者食用的植物性蛋白质（豆类制品）也一样，虽然听起来很健康，但是一样必须适量。

每天吃多少算是适量呢？以肉类摊开的面积来看，不要超过两个手掌的大小为宜。若有两餐吃了肉类，那就平均一餐大约一个手掌的肉就够了。当然，如果活动量很大，或是正在做力量训练，需要修复肌肉，是可以增加一点的。大豆类，每天大约是30克，也就是1000毫升左右的豆浆，是比较合理的量。

如果肾功能有问题，或者患有痛风、高尿酸血症，又或者对蛋白质过敏，在吃肉的时候一定要遵照医生或营养师的指示摄取。

健康的身体才能制造浪漫

用尽所有想象，就是能和你一起地久天长。

多么浪漫的一件事，但是……

别人是吃饭、睡觉、做运动，你是抽烟、喝酒、不想动，或是鸡排、奶茶、打电游。

没有健康的身体，你啥都别想。

自己的身体自己顾，不要搞到最后人在天堂、钱在银行、小三跟别人在礼堂、老婆躺在别人胸膛。

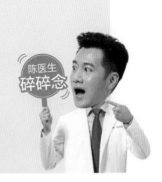

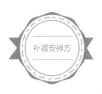

洋葱牛肉参汤

牛肉营养丰富，不但富含优质蛋白质，还含有锌、镁、铁、钾、维生素等，适合瘦身者补充体力。

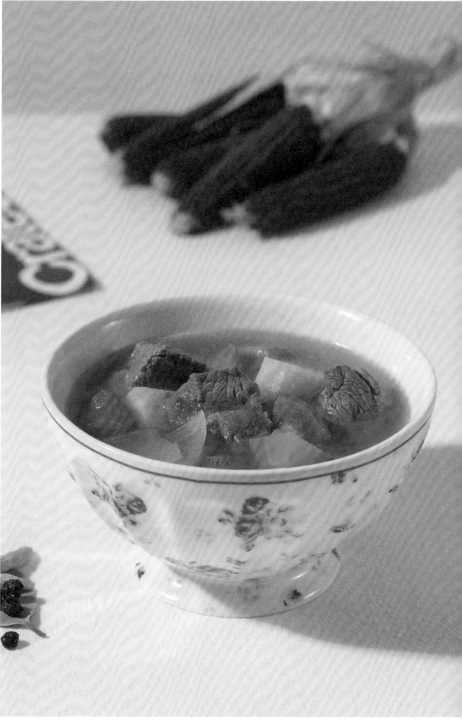

食 材

牛肉300克，土豆200克，胡萝卜1根，番茄、洋葱各1个，姜15克

药 材

高丽参、麦冬各10克，五味子5克

调 料

酱油、米酒各适量

 食用方式

早上或中午吃1～2碗。

(!) 注意事项

1. 素食者可将牛肉换成黄豆；不吃牛肉的人，可改成猪肉或是鸡肉。
2. 感冒初期不要吃，以免延长病程。

做 法

1. 牛肉切块；土豆、胡萝卜削皮、切块；番茄、洋葱去皮后切块；姜切片；高丽参、麦冬、五味子放入纱布袋中。

2. 将纱布袋放进锅中，加水2000毫升，先用大火煮滚，转小火继续煮20分钟，将纱布袋捞出。

3. 另起油锅，将姜片稍微炒过后，再放入洋葱炒至半透明状。

4. 加入牛肉炒至表面微熟。

5. 加入土豆、番茄稍微拌炒。

6. 将炒过的食材、胡萝卜放到药汤中。

7. 加入少许酱油、米酒调味。

8. 熬煮约20分钟，直到所有食材皆入味即可。

五味子

【性味归经】味酸、甘，性温；归肺经（呼吸系统、皮肤）、心经、肾经。

【功　　效】敛肺滋肾，生津敛汗，涩精止泻，宁心安神。

【注意事项】1. 高热、哮喘者勿用。

　　　　　　2. 咳嗽初起、外有表邪内有实热、痧疹初发者避免使用。

医师小语

五味子具有辛、甘、酸、苦、咸等五种药性，能对人体五脏发挥补益作用，故名。它同时兼具精、气、神三大补益效果的少数药材之一，能益气强肝、提高记忆力。

04 瘦腿不瘦胸，局部瘦身可行吗

根本没有局部瘦身这件事！哪里胖、哪里瘦，完全是基因决定的。

我一直有个感触，就是大家来就诊就像许愿一样，尤其是女性，想要变美、变瘦、变聪明，常常会说："医生，能不能让我的肚子瘦得快一点？能不能让我的腿更细一点？能不能瘦身不瘦胸？"

如果你正在减肥，一定也会有这样的愿望，到底我们能不能随心所欲，想瘦哪里就瘦哪里呢？

想瘦哪个部位就运动哪个部位？不可行

曾经听过一种传言，就是想瘦哪个部位就运动哪个部位。比如想要瘦肚子就做仰卧起坐，不但脂肪不见了，还可以练出六块腹肌。近几年某些商家有更夸张的说法，宣称吃了他们的产品之后，就能想瘦肚子就瘦肚子，想瘦大腿就瘦大腿。其实，这些都是毫无根据的。**因为根本没有局部瘦身这件事！我们身体哪里胖、哪里瘦，完全是基因决定的！**

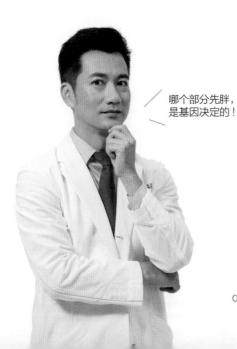

哪个部分先胖，是基因决定的！

发福的时候，有些人先胖脸，有些人肚子变大；减肥的时候，有些人胸部先缩水，有些人先瘦脸。**我们只能决定要让自己变胖还是变瘦，没办法选择哪里先胖或是哪里先瘦。**

消灭脂肪唯一的方法，就是提高基础代谢率

会变胖的原因，简单来说，就是摄取量大于消耗量，身体过多的热量用不完，就变成脂肪储存起来；如果想变瘦，就要让消耗量大于摄取量，最好的方法就是"渐进式运动法"，提高基础代谢率，就算躺着也会瘦。

为什么要特别提这个呢？因为到现在为止，还有人猛做仰卧起坐，想要瘦肚子，或是有事没事就狂抬腿，以为这样就会让大腿或屁股小一号。我苦口婆心再说一次，消灭脂肪的方法只有一个，就是要提高基础代谢率。

所以，当你在做仰卧起坐或是高抬腿的时候，如果真的很努力，且达到有氧运动的效果，把基础代谢率提高了，恭喜你，身体的脂肪的确会减少，但是，脂肪减掉的地方不一定是你想瘦的部位。也就是说，仰卧起坐可能让胸部缩小，也可能使屁股变小，因为代谢率提高之后，身体哪个部位的脂肪要先变少，不是你能决定的！

想要局部瘦，先降体脂肪

曾经有一个研究，让参与者在一个月内做5000下仰卧起坐，然后测量身体各个部位脂肪的分布状况，结果发现背部、腹部、大腿的脂肪量都在均匀减少，并不会只减肚子。单独锻炼某一特定部位，可能并不

会让那个部位的脂肪产生变化。举例来说，仰卧起坐无法优先减去腹部脂肪，深蹲也不能有效消除大腿的赘肉，而是整个身体会发生全面性的变化。所以，使用"洪荒之力"前记住，没有局部瘦身这回事！

如果只是某个部位太胖，想要它局部瘦下来，是不是痴人说梦呢？也不是。既然没有局部瘦身这回事，但是又想让局部变瘦，到底该怎么做呢？

方法 ①　先降全身的体脂肪

第一步就是先把全身的体脂肪比例降下来，这个比较简单，只要照着我的方法吃、照着我的方法运动，把身体的代谢率提高了，体脂肪自然就会降低。在这个过程中你会发现，有些部位瘦得快，有些部位瘦得慢，自己想瘦的部位刚开始可能没有什么动静，但是无须心急，等到整体瘦的量够多了，就会瘦到想瘦的部位。

方法 ②　局部肌肉训练可以改善松垮

第二步要开始进行局部训练，也就是要针对想瘦的部位施以肌肉训练。聪明的你马上举一反三，原来是要把脂肪练成肌肉？错！脂肪就是脂肪，肌肉就是肌肉，脂肪只会增加或是减少，肌肉也是一样，它们两个不会互相转换的。

局部的肌肉训练主要是增加肌肉强度，我们之所以变胖，除了皮下脂肪增多之外，肌肉松垮也是主要原因；就像产妇的肚子，因为腹肌松弛无力，所以看起来特别大，训练过后肌肉强度增加、恢复紧实，就算六块腹肌没有跑出来，线条也会变得更漂亮。

锻炼身体四大部位肌肉的方法

接下来我会针对一般瘦身者最在意的四大部位，提供几个在家或是在办公室，随时都可以做的简单方法。至于进阶训练方式，建议请专业健身教练指导一下，才不会做错。

方法 ① 消灭蝴蝶袖

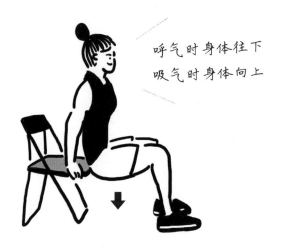

呼气时身体往下
吸气时身体向上

想要消灭蝴蝶袖，就要训练上臂的肌肉。先找个没有辅助轮的牢固椅子，坐在椅子上，双手扶在椅子的前缘，膝盖弯曲，然后慢慢向前移动臀部，直到臀部离开座位，这时候手臂是向后支撑着我们的身体。

接下来一边呼气一边弯曲手肘，让身体往下，直到无法再向下，然后吸气，同时将身体向上推，完成一次动作。反复做15次，休息1分钟，再接着做，一次可以做3~5组。做的过程中，可以请别人摸一下自己的上臂，是不是因为用力而变硬。做完之后手臂会有发热的感觉。

另外，还有一个更简单的动作，就是拿一个装满水的矿泉水瓶，将瓶子往上举，手臂贴近耳朵，保持大臂跟手肘的位置不动，将小臂向后弯曲往下，再向上举起，重复10~15次，再换手做，同样做3~5组。建议负重量由小到大，慢慢增加重量，才不易受伤。

方法 ②　锻炼腹部肌肉

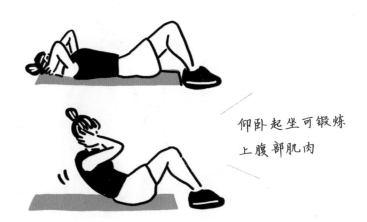

仰卧起坐可锻炼
上腹部肌肉

最简单的方法就是仰卧起坐，这个动作可以锻炼上腹部肌肉，也就是靠近胃的地方，做的时候不要把手放到脑后，用手扶着耳朵就好，才不会伤害颈椎。

锻炼下腹部的话，推荐一个我每天下班之后一定会做的运动，就是平躺，双脚伸直并拢，缓慢抬起与身体成90度，同时把臀部轻轻抬离地面，再慢慢放下，重复10~15次，一天至少做3组。持之以恒，肚子就真的不会再跑出来了。

方法 ③　紧实大腿后侧

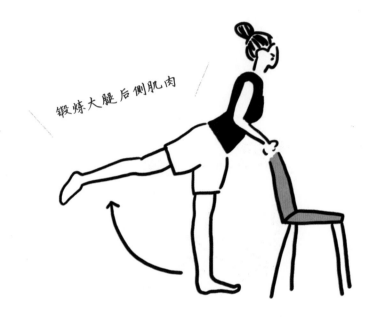

锻炼大腿后侧肌肉

　　现在很流行的深蹲，可以同时锻炼大腿前侧和后侧的肌肉，如果只想锻炼内侧，可以坐在椅子上，拿个枕头或是软软的布娃娃放在大腿的中间，夹紧、再放松。倘若想锻炼大腿后侧肌肉，就要站着，向后抬腿，慢慢抬起再慢慢放下，重复做10~15次，一天做3~5组。

方法 ④　塑形萝卜腿

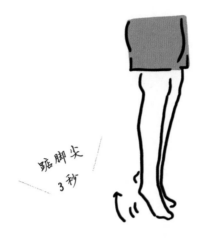

踮脚尖
3秒

　　这是我觉得最难塑形的地方，因为小腿大多以肌肉为主，最有效的方法就是踮脚尖，踮起脚尖之后停留3秒再放下，重复15～20下，一天做4～5组。做完之后记得一定要将脚板屈起来，拉拉小腿肚的肌肉，小腿肌肉在一缩一伸的训练下，线条就会变得比较漂亮。还有一点要提醒，女性尽量少穿高跟鞋，以免肌肉过于紧绷而变得粗壮。

做完运动肌肉没有酸痛感，代表姿势不对

　　在训练局部肌肉的时候，要去感受训练的部位有没有运动到，或是用手摸摸那个部位有没有用力或变硬，做完运动后有没有酸痛感？如果没有，就代表姿势不对，还需要再调整一下，或者寻求专业健身教练的指导。

柏子仁杏仁饮

用天然杏仁直接磨成粉做饮品，味道清爽，而且杏仁富含蛋白质、矿物质等，营养丰富，这道饮品非常适合女性。

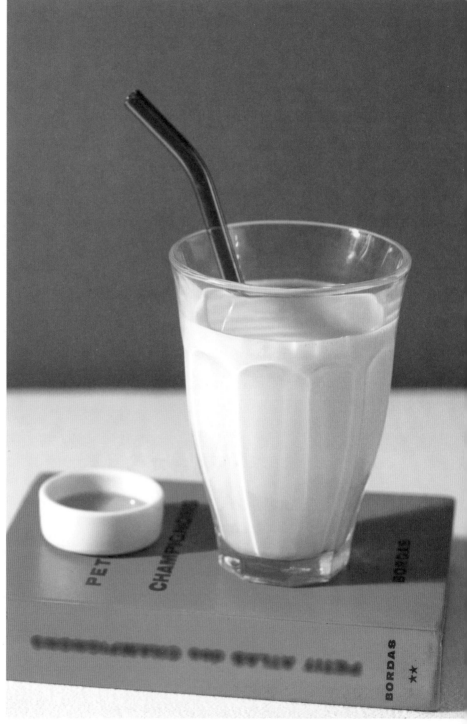

食 材

杏仁粉 15 克, 绿茶 5 克,
豆浆 300 毫升

药 材

柏子仁 15 克, 陈皮 5 克,
荷叶 10 克

调 料

蜂蜜少许

做 法

1. 将绿茶、柏子仁、陈皮、荷叶放入纱布袋中。

2. 将豆浆、纱布袋放进锅中, 用大火煮滚, 转小火煮约 20 分钟。

3. 加入杏仁粉调匀, 加入蜂蜜调味, 即可饮用。

食用方式

需要时喝一杯。

注意事项

如果没有便秘的困扰, 可以减少柏子仁的量。

柏子仁

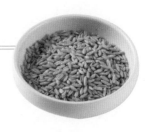

【性味归经】味甘, 性平; 归心经、肾经、大肠经。

【功　　效】养心安神, 止汗, 润肠通便。

【注意事项】大便不成形、痰多者慎服。

医师小语

失眠不仅会影响第二天的精神, 更容易让人急躁易怒, 此时可冲泡这道茶饮来宁心安神, 帮助放松身心, 夜晚更好入眠。另外, 吃太多大鱼大肉, 易伤脾胃, 导致上火, 出现肠燥便秘的症状时, 也能用它润肠通便。

05

你是减重失败常客？看看是否做错 3 件事

不论是节食还是运动，走极端反而会失败，必须循序渐进才行。

这几年碰到很多减肥的患者，有的是第一次减肥，有的则是身经百战，几乎把减肥当作毕生事业。而我从这些减肥老手身上，也见识到千奇百怪的方法，当然，每一种方法都有人成功，但是失败的人更多。在这里，我把减肥常见的失败原因做了整理，简单来说有3大类。

失败原因 1：改变过于极端

这绝对是有减肥经验的人必犯的错误。试着模拟一下这样的场景：当发现自己穿不了以前的衣服时，你会怎么做？是不是卯起劲儿来不吃晚餐，不吃含碳水化合物的食物，所有的食物在吃之前都先过水去油，然后把零食、冰激凌这些平时的最爱通通拒之于千里之外？

这些看似非常有决心的改变，其实隐藏着两个问题。第一个问题是，如果通过极端地改变饮食习惯来减肥，对于健康和减肥的成效而言会产生不良影响。第二个问题是，除非能够坚持一辈子，不然这些方法反而是减肥失败的祸根。为什么这么说呢？人的生理和心理都有惯性，只想安稳地活在舒适圈里，当饮食和生活习惯突然有了大幅度的改变时，不只是身体会产生保护机制，心理更有可能在超过忍受极限后来个大反扑。

◆ 循序渐进才是王道

想要改变饮食习惯，应该如何施行呢？其实很简单，只有一个原则，就是要循序渐进。如果以前一天吃三餐，一餐吃一碗饭，就可以先把每一餐的饭量减少2～3口，每2周改变一次，一直到饭量减半为止。

这样的改变顶多觉得没有吃得很饱而已，不至于处于饥饿状态，所以不会因为挨饿而去吃零食，也不会饿得受不了，严重打击想要减肥的斗志，更不会让身体因此启动保护机制，可以说是一举多得！同理，在戒零食的时候，也要用循序渐进的方式，虽然说不碰高热量或精加工食物对于减肥非常有利，但是偶尔吃一点，反而可以克制想要大吃特吃的欲望，还能当作奖励自己的礼物。

不过，也不能每天都在奖励自己，建议顶多一周一次就好，而且每次额外奖励热量限于150～200千卡，这样不但能让自己享受一下放纵的快感，减轻不能吃零食的苦闷心情，更能避免因过度忍耐而产生的负面情绪，更有利于减肥计划的顺利进行。

失败原因2：动静失衡加饮食失调

现代人工作忙碌，运动量却不够，有电梯就不走楼梯；回家就算只有两三站的距离，也不愿意步行；停车一定要选择离目的地最近的停车位。但是一到假日，运动细胞仿佛满血复活，赶快去爬山、跑步、上健身房，突然做大量的运动。想想看，一周安逸了5天，只活动一两天，这样要变瘦有可能吗？

为什么这样说呢？假设你一到假日运动8小时，也就是说一周168小时里有160小时没有运动，8小时的运动量怎么可能让代谢维持一整周呢？就算在假日运动到累趴下，还是不会变瘦的。

◆ 运动量要平均才有效

比较好的做法，是把运动量平均分配到工作日和假日，这样可以提高基础代谢率，效果一定会比集中在假日运动要好。

或许你会说平时工作已经够累了，怎么可能还有体力再去运动呢？其实我自己也有这样的感觉，下班后真的是身心俱疲，但我还是会尽量找机会多走路。若你跟我一样每天都很忙、很累，那我建议你可以把运动融入日常生活，比如坐地铁或公交车可以提前一站下车。开车时把车停在稍微远一点的地方，少坐电梯而改为爬楼梯，都是好办法。

◆ 饮食要定时定量

除了运动上的动静失衡，饮食上的失衡也是很大的问题。工作日忙到没时间吃饭，一到假日整个人放松了，就上馆子犒赏一下自己，或是约朋友出去大吃大喝，虽然一周进食的总热量可能和一般人差不多，但是前五天比较低热量的饮食导致身体的代谢率会慢慢跟着调低，到了假日却突然大量进食，代谢率也会相应准备提升，但两天后又开始上班了，进入五天的低热量状态，代谢率还来不及提升，又回到低饮食、低代谢率的状态，于是假日多出来的热量就会变成脂肪囤积起来。饮食上的失衡不但会让减肥计划失败，还有可能让你变得更胖，所以我建议饮食还是要定时定量，不要有工作日与假日之分，减重的效果才能持久稳定。

失败原因 3：单打独斗

减肥的时候你是不是喜欢单打独斗，一个人默默地去操场跑步，偷偷地去健身房。或许是因为胖了不好意思说，所以才在暗处想办法让自己瘦下来，但是你知道吗？你变胖这件事大家都看得出来，何不勇敢承认："我变胖了，我现在要减肥，请不要再来'引诱'我了！"这样周围的朋友就知道，不可以再约你吃大餐，也不能再买甜点与你分享，是不是能减少很多诱惑？而且亲朋好友都知道你在减肥，你的心里就会有只许成功不许失败的压力，这一股强大的力量会督促你不断前进，而不会半途而废。

除此之外，更棒的是，或许可以招来很多志同道合的人，一起减肥。古人云："独学而无友，则孤陋而寡闻。"读书要呼朋引伴，见识才会广博，减肥也是一样，大家一起运动，一起改变不良的饮食习惯，彼此互相打气、督促，这样减肥的决心才更坚定。

忍不住还是要多说一次，一个不能长久坚持、不能维持健康的减肥方法，注定是要失败的。只要遵行我指示的方向，就可以吃得好又瘦得令人羡慕。

减肥经常失败的 3 大原因

1. 改变过于极端

✗ **你常这样做吗？**▶ 发现自己变胖了就突然采取断食、不吃淀粉、不吃任何油脂等激烈手段，饮食和生活习惯突然有了大幅度的改变时，不只是身体会产生保护机制来抗拒，心理更有可能在超过忍受极限后，来个大反扑。

◯ **这样做才正确！**▶ 想要瘦身，应该要依循循序渐进的原则，每天调整一点点，才不会造成身体和心理的不适。

2. 动静失衡加饮食失调

✗ **你常这样做吗？**▶ 平时下班吃完饭能躺则躺，能坐就坐，能不动就不动，到了假日就突然大量运动。或是平时忙得没时间吃饭或是吃很少，周末突然大解禁，大吃大喝，都是动静失衡的状况。

◯ **这样做才正确！**▶ 运动和饮食都应该每日平均分配、定时定量。

3. 单打独斗

✗ **你常这样做吗？**▶ 一个人默默减肥、偷偷去健身房，单打独斗，自然很容易怠惰失败。

◯ **这样做才正确！**▶ 昭告亲朋好友你要瘦身，这样周围的朋友就知道，不可以再约你吃大餐，也不能再买甜点与你分享，自然减少很多诱惑。

养气活血方

玫瑰枸杞茶

减肥失败常客，压力一定很大，其实性格急躁、压力大、情绪紧张，会造成肝气郁结，身体的循环变差，也是瘦不下来的原因之一，可以喝点疏肝解郁的茶来辅助瘦身。

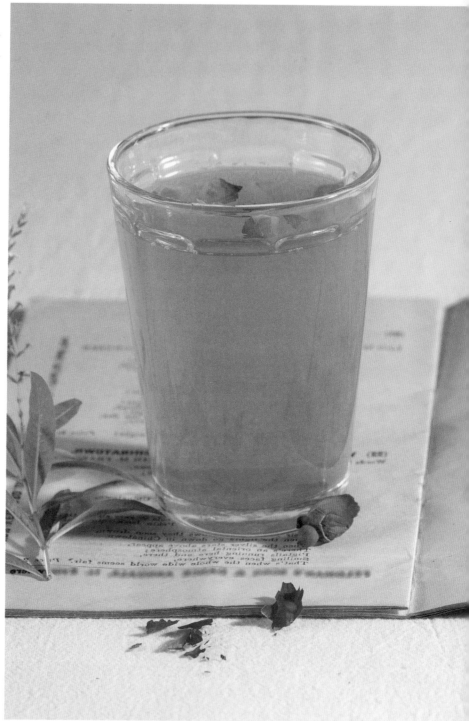

药 材

玫瑰花、枸杞子、柠檬
马鞭草各 15 克，香附
10 克

做 法

1. 将所有药材洗净，放入纱布袋中。

2. 将纱布袋放进锅中，加水 1000 毫升。

3. 用大火煮滚后，转小火继续煮约 15 分钟。

 食用方式

一天喝一杯，每杯约 350 毫升。

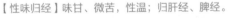 玫瑰花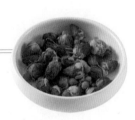

【性味归经】味甘、微苦，性温；归肝经、脾经。

【功　　效】行气解郁，活血止痛，化湿和中。

【注意事项】1. 孕妇、阴虚火旺、经期量多者慎用。

　　　　　　2. 容易腹泻者不宜服用。

 医师小语

情人之间，常以红玫瑰来传达爱意。其实，它也是疏肝解郁、美容护肤的佳品，
能让女性面色白里透红。玫瑰花性温和，男女皆宜，冲泡饮用可缓和情绪、平衡
内分泌，有调理肝、胃的作用，并可消除疲劳、改善体质。

06 大明星用的减肥法，真的可以速瘦吗

极端饮食瘦身法只能救急，不可超过 2 周，否则会伤身。

颁奖典礼转播一直是我很喜欢的节目，尤其是典礼开始之前，受邀嘉宾依序走在铺了红毯的星光大道上，接受满场观众的热情欢呼，更是把气氛炒得火热。那些镁光灯下的女明星，无不掏空心思打造自己，借晚礼服展现姣好的身材与优雅的姿态，真的非常赏心悦目。

想要拥有苗条的身材，是人人梦寐以求的，而对于这些身处娱乐圈的明星来说，保持好身材更是他们的必修课。除了那些怎么吃、怎么睡都不会发胖，先天条件优于常人的少数人，几乎每个人都有一套独特的减肥方法。大家一定也很好奇，他们到底用什么方式来减肥？

其实说穿了，这些方法都是老生常谈，只是有了明星光环的加持和他们本身的亲身体验，对一般人来说，具有很大的激励作用。或许明星并不是只靠一种方式来维持身材，但对于渴望瘦身，或是锲而不舍一定要达成目标的你来说，该怎么从这些明星爱用的减肥方法中，选择适合自己的方式呢？

我整理了一些明星们常用的减肥方法，大致可分为下面3大类型，接下来我会分别讲解。当你想要效法时，先判断是否适合自己，再决定要不要采用，才能顺利健康地瘦下来又不会复胖。

1. 极端偏食法

2. 中药调理法

3. 均衡健康法

第1类减肥法：极端偏食法

这是大家最喜欢用的一种方法，我搜集到的资料里面，至少有一半以上的明星都是采取这种极端的饮食方式来达到瘦身的目的。举例来说，像舒淇，听说她在减肥的时候，只吃蔬菜、水果和天然未加工的葵花子或是核桃这一类的坚果，饮料只喝水或是小麦汁，晚上6点之后就不再进食了。

之前有个朋友就学她这套方法来瘦身，一开始真的瘦得很快，没几天3千克就不见了。但人总是不满足的，身材没有最瘦，只有更瘦。她就想着要自我突破，于是持续使用这种饮食方式。

后来隔了几个月后再见到她，天啊！完全像变了一个人似的！不是瘦到认不出来，而是整个人看起来没有精神，病恹恹的，嘴唇苍白、气色很差。她还告诉我，她的月经变得紊乱，以前从来不痛经，现在也会痛了，更可怕的是，哪怕夏天30℃以上的高温，她竟然还会觉得冷。她问我到底该怎么办？

听完她的叙述，我心里就大概有个底了，稍微帮她把个脉、看一下舌头，便更加确定，于是半开玩笑地问她说："最近家里的经济是不是出了什么状况？让你没钱吃饭，才会营养不良到这个地步啊？"

她才恍然大悟，原来是这种极端的饮食方式导致她营养不良，身体才会出现那么多毛病。**诸如此类的极端饮食方式并不是不能用，而是要适可而止，且不能长期施行。**如果想在短时间内瘦3~5千克，这绝对是一个好方法，例如你在2周后要举行婚礼，但是就差3千克便可以挤进小一号的礼服，此时这个方法一定可以派上用场，因为从正常饮食变成这种接近断食的饮食方式，会减少胃肠道的残渣，再加上营养缺乏造成脱水，当然很快就可以瘦下来了。

但是这个方法有一个致命的缺点，就是一旦恢复正常饮食，很快就会回到原来的体重，即体重增减只是身体里的水分来来去去，短期使用还不至于伤害身体，但是如果超过2周，可能就会导致脾虚，影响整个消化、代谢的功能，最后不只是损害身体健康，还会造成代谢变慢，变成难瘦易胖的虚胖体质，岂不是得不偿失？

如果你认为一定要用点极端的饮食方式，才像是在减肥，有个方法我比较推荐，就是传说中王菲饮用的"巫婆汤"。所谓"巫婆汤"是用洋葱、青椒、芹菜、番茄和圆白菜，这五种蔬菜一起慢熬3小时，把它们全部煮烂，加点盐调味就完成了。

那要怎么喝呢？你可以连续7天只饮用"巫婆汤"，饿了就喝，其他任何食物都不要吃；7天之后除了喝"巫婆汤"之外，可以逐渐恢复饮食，这个减肥法的不复胖重点，在于必须一天一天慢慢回到正常饮食。

为什么我会推荐这个方法呢？因为现代人的饮食真的太过于精细了，"巫婆汤"可以让你暂时远离过度加工的食物，让肠胃休息一下，顺便排出体内累积的老旧废物，等到再重新恢复日常饮食后，身体的运作就可以更顺畅，代谢速度也能够得到提升，是个既能快速变瘦，又可维持的好方法。

第 2 类减肥法：中药调理法

很多人想要变瘦，又怕西药或是极端的方法伤害身体，因此就寻求中医药方来调理。但是我在这里要先提醒大家，中药不一定是温和的，是药三分毒，吃中药也要针对体质，万一体质不对，再好的药都是毒药。

很多明星也喜欢利用中药辅助瘦身，据说陈乔恩会用人参、绿茶、荷叶泡水喝。我觉得这个配方很聪明，因为加入人参可以补气，特别适合长期熬夜、饮食不规律的气虚体质者；荷叶有清热、排水、降血脂的作用，对于常常大鱼大肉的人来说，再合适不过；绿茶含儿茶素，除了可以提升代谢之外，还能够去油解腻。这三种东西组合在一起泡茶，非常适用于拍起戏来没日没夜的明星在饭后来上一杯。

如果你的生活也和明星一样，常熬夜、劳累过度、吃外卖、饮食不规律，那也很适合饮用绿茶荷叶人参茶。不过要注意的是，饭后半小时左右再喝，去油解腻的效果最好。若对咖啡因比较敏感，晚上喝含有咖啡因的饮品会导致失眠，那这个茶就要尽早喝，以免影响睡眠。

另外，同样非常受观众喜爱的明星林心如，听说也常在饭后泡不同的茶来喝。她的变化比较多一点，有时候是浓茶，有时候是玉米须茶或是薏米水。这些茶饮都有助于提升代谢功能，而玉米须茶和薏米水还含有消水肿的成分，且都是天然无害的，所以大家如果是容易水肿的体质，不妨试试看。

中药材除了可以泡水喝之外，还能拿来泡脚或泡澡，媒体就曾报道陈乔恩用冬瓜皮和茯苓这两味中药来泡脚，希望药效借由热气渗透到血液里，将堆积在体内的废物排出体外，达到消水肿的目的。

但是冬瓜皮和茯苓要用口服的方式才会产生效果，我想她泡了会有消水肿的感觉，应该是来自热水，也就是说，就算没有加药材，光用热水泡也会有效。如果真的想用药材加强身体排水的效果，我建议可以加点姜片这类具有温热作用的药材，能让下肢循环更好，消水肿的效果更明显。

第 3 类减肥法：均衡健康法

这种减肥方法是最没亮点，也是最不吸引人的瘦身方式，但我反而觉得它才是能够长期坚持、维持身体健康的好方法。因为这种方式不需要偏激的饮食内容，只要控制好每天摄入的热量，再加上适度运动，就可以出效果，真的是很生活化又能持续进行的方式。

像林心如就曾经分享，除了前面说过的茶饮之外，她会拿矿泉水瓶当哑铃，随时随地有空就举，每天练习100下左右，就可以告别蝴蝶袖。另外，晚上睡觉前躺在床上，双脚并拢抬腿，正躺、侧躺轮流抬，以10下为一组，每组之间休息1～2分钟，一天抬8～10组，这样不仅可以保持双腿的匀称修长，还能减掉腰腹部的赘肉。

饮食的部分，她尽量选择清淡、低卡的食物，偶尔也会吃点零嘴，但是高热量、高油脂烹饪的西餐或是甜点，则是拒绝往来户。最后她还提到，释放压力、保持愉快的心情，对于健康和减肥都是非常有利的。我十分认同最后这一点，因为很多人来找我减肥，本来瘦得很顺利，但是一遇到工作压力大或是心情不好，肝气郁结的时候，就会瘦不下来，因此保持愉快的心情，也是维持身材的关键。

还有一位女明星的方式，我也觉得不错，她就是赵丽颖。她明明是个吃货，却还能维持纤细的好身材，靠的就是低热量饮食，多吃富含膳食纤维的食物，随时保持运动和充足的睡眠。讲到减肥，大部分人都会把焦点放在饮食和运动上面，但如果没有充足的睡眠，不仅会让体内协助我们变瘦的激素无法平衡分泌，在中医理论中，晚睡还会让肝经、胆经过度劳累，身体得不到充分休息，当然瘦不下来！

现在，我来帮大家总结前面讲过的几种方法：如果不计后果想要在短时间内瘦3~5千克，可以试试舒淇或是王菲等明星曾经使用的极端偏食瘦身法，但不要超过2周。如果本身是容易水肿的体质，可以学陈乔恩用一些中药材泡水喝，或是利用我说的方式来泡脚，都能有效排出体内过多的水分。如果希望瘦下去不复胖，那就要努力跟上林心如或是赵丽颖的脚步，每天坚持均衡、低热量的饮食，适度的运动，再加上愉快的心情和充足的睡眠。

最后，我认为维持健康的身材是一种生活态度，而非一个目的，但我们常常把瘦到多少千克作为最终目标，忽略了运动和均衡饮食才是健康的本质，所以松懈后往往很快复胖。对了，你们一定很纳闷，我明明是志玲姐姐的家庭中医师，怎么都没有提到她是如何维持身材的？告诉各位，她除了天生丽质之外，维持好身材的秘密武器就是我啦！大家只要遵照我在书中教的方法，也可以和她一样，吃得开心又能够拥有窈窕身材。

人生最遥远的距离

触摸不到就是远方。 门诊中我常常建议患者多走走路，但很多人都会告诉我，走两步就喘、走不动、膝盖痛、脚会酸……我心想，吃零食聊八卦嘴巴都不会酸，走个路就一堆借口，而且不到50岁就走不动了，后面的几十年怎么办啊？

自己的身体自己顾，最遥远的距离莫过于求救铃就在床头，你却按不到，明明病房里就有厕所，但你还是拉在裤子上！

多运动，维持肌肉量和肌力，避免肌少，肌肉萎缩只会让你躺着起不来！

陈医生
碎碎念

黄芪综合蔬菜汤

这道综合蔬菜汤也可以换成自己喜欢的蔬菜，加上黄芪可以补气，让瘦身的人也可以吃得很饱很健康。

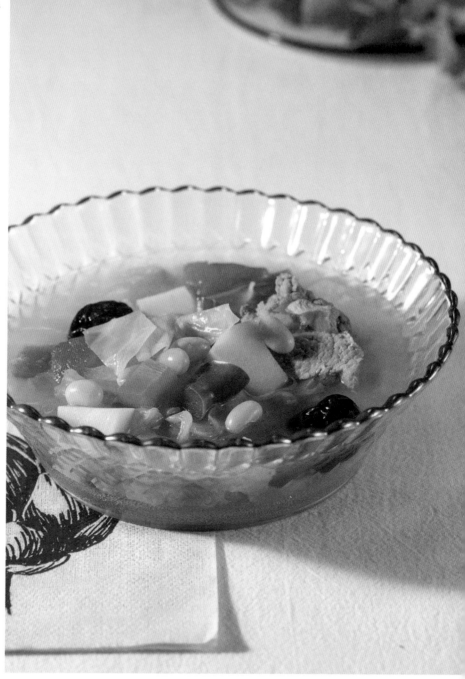

食 材

青椒、番茄、洋葱、土豆各2个，西芹、胡萝卜各1根，黄豆50克，排骨200克，圆白菜半个，葱2根

药 材

黄芪、枸杞子各15克，红枣5颗

调 料

盐少许

做 法

1. 每一种蔬菜都切成小块；黄豆泡水；排骨焯烫后备用。

2. 将所有材料放入锅中，加水2000毫升，没过所有材料。

3. 用大火煮滚后，改小火熬煮约2小时，直到所有食材变软。

4. 加盐调味，即可食用。

 食用方式

一天分2~3餐把一锅喝完。

黄芪

【性味归经】味甘，性微温；归脾经、肺经。

【功　　效】补气升阳，益卫固表，利水消肿，托疮生肌。

【注意事项】1. 补气药材会让人精神变好，晚上服用容易睡不着，所以最好白天服用。

　　　　　　2. 发炎或感冒期间禁食。

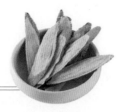

 医师小语

黄芪入脾经、肺经，故能补益脾胃，提高免疫功能。当人体免疫力低下时，需要固本培元，才能活络气血，此时，黄芪就能发挥强身益气的功效。除此之外，它还被誉为补气第一味药，虽滋补但不滋腻，因此常见于药膳食补中。

07 百变减肥怪招，
哪一种最有效

坊间各种神奇的减肥法，
都强调可以速瘦，但减
肥并没有快速任意键。

现代人什么都讲求快速，身体不舒服的时候，希望吃一颗药就可以恢复健康、消除烦恼；没钱的时候，祈祷可以中彩票一夜致富；变胖的时候，就恳求可以有一个快速见效的方法，用了之后就像刺破气球一样，立刻摆脱肥胖，恢复苗条的身材。网上出现的那些宣称只要几天就可以瘦好几斤的"秘方"，实际上潜藏着伤害身体的危机，在这里，我就为大家破解几个常听到的减肥怪招。

减肥怪招 1：三日苹果减肥法

　　先来说一个听起来好像很健康的"三日苹果减肥法"，它就是要求连续三天只吃苹果，不能吃其他食物。按照三餐的时间吃，或是肚子饿的时候就吃，吃到不饿了为止。任何品种的苹果都可以，但是不要选太酸涩的，以免刺激胃肠道，引起不适。

　　这三天中可以喝白开水，或是较温和、刺激性小的花草茶、柠檬水，但是要避免含咖啡因的饮料，像红茶、绿茶、乌龙茶、咖啡、可乐等要避免，才不会引起肠胃不适。

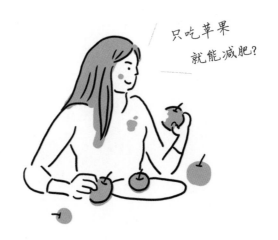

只吃苹果就能减肥?

第四天开始慢慢恢复正常饮食，以清淡的食物为主，不能一下子吃太多，这就是三日苹果减肥法。通常建议1～2月进行一次，直到达成目标体重为止。

◆ 自虐换数字，大不智

"一天一苹果，医生远离我"这句话大家都听过，吃苹果对身体的好处不用我重复。但是如果整天只吃苹果，而且是吃到饱，那可就不一定啰。苹果的营养成分以碳水化合物为主，缺少了蛋白质和脂肪，因此吃下去之后，1～2小时就会被胃排空，然后就饿了，又不能吃其他东西，所以会变成1～2小时就要吃一个。

以热量的角度来看，一个中型大小的苹果热量大概有200千卡，一天只要吃8个，热量就可能超标，这样也是会变胖的。假设你很节制、也颇能挨饿，连续三天这样吃下来，有可能变瘦，但不要高兴得太早，减去的体重只是水分而已，等到第四天恢复饮食之后，很快就会补回来了。就算没有补回来，身体长期处于脱水的状态，会影响心肺功能、神经系统以及肾脏的健康，为了减肥而伤害身体，是很不划算的！

减肥怪招 2：摄取单一种类食物减肥法

除了三日苹果减肥法之外，有很多怪招都是标榜用改变饮食习惯的方式来减肥，像是喝油减肥法、鸡蛋减肥法，或是现在欧美很流行的生酮减肥法，因为我不鼓励，所以就不一一详细介绍了。

◆ 只能偶尔为之，下不为例

　　这些方法通常要求只能摄取单一种类的食物，违反了营养均衡的原则，短期内会让身体脱水而减轻体重，但是只要恢复正常饮食，体重马上就回来了。所以极端的减肥法只可以拿来临时抱佛脚，像为了参加一个重要的宴会，差那几斤就可以塞进漂亮的礼服时，便可以派上用场，等到任务完成后再慢慢调整回来。不过，人生可不要有太多的临时抱佛脚啊！偶尔尝试一次没关系，次数太多反而会变得更胖！

减肥怪招 3：保鲜膜减肥法

　　讲完饮食减肥的奇葩之后，就要分析一个和运动相关的趣闻，那就是"保鲜膜减肥法"。它是利用保鲜膜不透气的特性，包住身体，导致大量排汗后，达到燃烧脂肪的目的。

　　具体要怎么做呢？如果想让"中围"变瘦，可以先用水打湿腰腹部，双手各拿一撮粗盐，均匀涂在腰腹部，然后用拳头来回按摩5分钟，感觉开始发热的时候，赶快用保鲜膜将腰腹部包裹

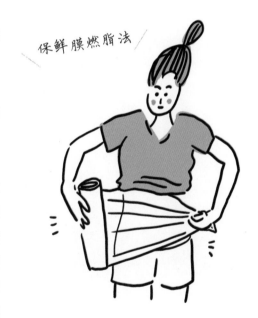

保鲜膜燃脂法

起来，10～15分钟后再把保鲜膜撕掉，最后用温水冲洗干净就可以了。另外还有一种做法，就是在想瘦的部位包裹保鲜膜，再穿上不透气的外套，配合跑步或是其他运动，让身体大量流汗，达到减肥瘦身的目的，听起来是不是简单又可行？

这根本是错误的，而且隐藏着致命的危险！ 首先，要知道没有局部瘦身这件事，当运动把基础代谢率提升之后，身体哪个部位的脂肪会先消失，不是我们能够决定的。所以用保鲜膜包住想瘦的部位，只是让那里变得闷热、温度高一点而已，并不代表燃烧脂肪的速度更快。

◆ 流汗不是燃烧脂肪，别搞错了

很多人容易被"燃烧"这两个字困住，以为燃烧就是和温度有关，提高温度后，热量燃烧的速度就会比较快。如果把燃烧改成"消耗"或是"代谢"，是不是就会冷静一点了？再者，流汗不等于减肥，用保鲜膜将身体局部包裹得密不透风时，会觉得被包裹处特别热，流的汗特别多，但是不要忘了，汗是水，不是油，大量流汗后体重会下降是因为水分减少了，并不是脂肪被消耗了，等到补充水分之后，体重马上回到原点。

汗流得多或少，和基础代谢率的提升与脂肪的消耗都没有关系，想要有效增加基础代谢率，还得靠运动，让心跳速度提高到120次/分钟以上，维持30分钟以上，才有可能开始代谢脂肪。因此，用保鲜膜包裹身体，是不会也不可能变瘦的。

假使流了很多汗，又把身体包得像粽子一样，容易引发湿疹、毛囊炎或是皮肤过敏的问题；如果没有适时补充水分，还会引起热衰竭或是中暑，严重一点可能会昏迷、休克甚至死亡。这么危险又没有效果的方法，请当成笑话听听就好，千万不要尝试！

虽然网上减重的方法推陈出新，每过一段时间就会有"惊世骇俗"的点子出现，但我还是要用一句话来帮大家总结要点：**想要健康变瘦不复胖，最好的方法就是饮食定时定量，多喝水、适度运动，放松心情，早点睡。**只要坚持下去，就一定可以看到效果。

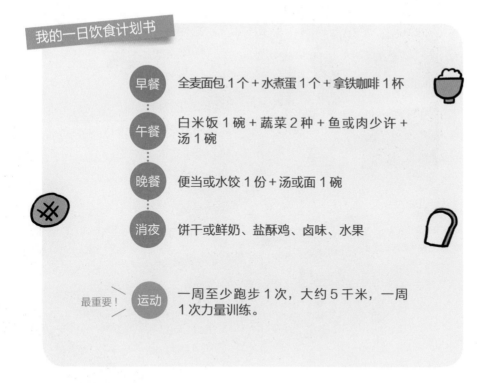

我的一日饮食计划书

早餐 全麦面包 1 个 + 水煮蛋 1 个 + 拿铁咖啡 1 杯

午餐 白米饭 1 碗 + 蔬菜 2 种 + 鱼或肉少许 + 汤 1 碗

晚餐 便当或水饺 1 份 + 汤或面 1 碗

消夜 饼干或鲜奶、盐酥鸡、卤味、水果

最重要！ **运动** 一周至少跑步 1 次，大约 5 千米，一周 1 次力量训练。

益气补水方

银耳山药枸杞饮

很多人瘦下来之后，皮肤会变差、细纹增多，所以减重过程中，适时帮自己补水、保水，皮肤就可以维持水润。

食 材

泡发银耳 200 克，山药
100 克

药 材

枸杞子 15 克，桂圆肉、
麦冬各 20 克，红枣 5 颗

做 法

1. 银耳、枸杞子、麦冬泡水；山药削皮、切块；
   桂圆肉切成细丁；红枣去核、切小块。

2. 将银耳、山药、麦冬放进锅中，加水 2000 毫
   升，用大火煮滚后，转小火继续煮约 20 分钟。

3. 将整锅料倒入果汁机打碎。

4. 将打碎后的材料倒回锅中。

5. 加入枸杞子、桂圆肉、红枣，继续煮约 20 分
   钟，直到汤呈黏稠状，即可食用。

食用方式

任何时间都可以吃。

注意事项

煮这道汤时可以加入新鲜水果代替糖的甜味，也可
以加蜂蜜、柠檬，另有一番风味。

桂圆

【性味归经】味甘，性温；归心经、脾经。

【功　　效】开胃健脾，养血安神，壮阳益气，补虚长智。

【注意事项】糖尿病患者、体质燥热的人慎食。

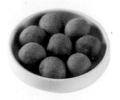

医师小语

桂圆自古以来即被视为滋补良药，同时也是一种"吉祥"食物，俗语说得好："食桂圆，
生子生孙中状元。"现代药理研究发现，它的糖分含量丰富，适合压力大、失眠多梦、
心悸、健忘者食用，对日常保健极有助益。

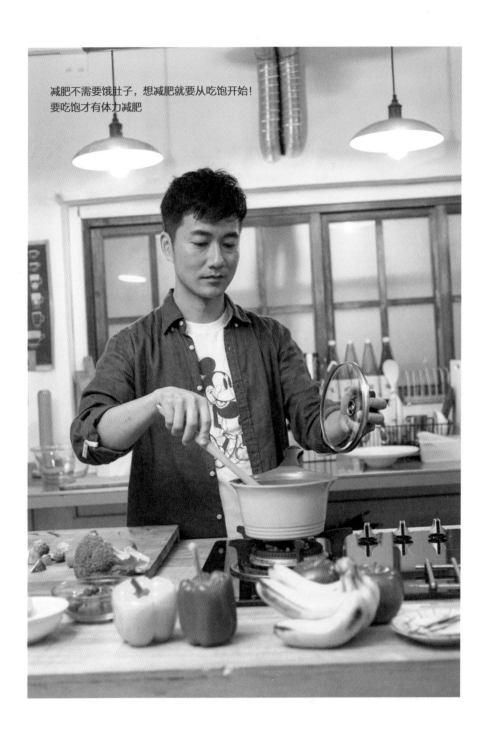

减肥不需要饿肚子，想减肥就要从吃饱开始！
要吃饱才有体力减肥